Jürgen Hargens

Zu einem Paar gehören mehr als zwei … oder: So'n paar Probleme

Jürgen Hargens

Zu einem Paar gehören mehr als zwei … oder: So'n paar Probleme

BORGMANN

MEDIA

Unser Buchprogramm im Internet
www.verlag-modernes-lernen.de

Veröffentlicht in der Edition:
BORGMANN MEDIA **• Hohe Straße 39 • D-44139 Dortmund**

Gesamtherstellung: Löer Druck GmbH, Dortmund

Bestell-Nr. 9362 ISBN 3-938187-08-5
(ISBN 978-3-938187-08-1)

Inhalt

Zu diesem Buch 7

Darum geht's! Oh je … 9

Liebe, Triebe, ausgeblüht …
Oder: Alles wie im Märchen 17

Sex, Drugs and Rock'n Roll
Oder: Schade, dass sich die Zeiten ändern 23

Da müssen wir 'mal drüber reden
Oder: Reden ist Silber, Handeln ist Gold 29

Liebe ist …
Oder: Was wissen wir schon über uns 37

Eigenlob
Oder: Vorbeugen ist besser als heilen … 47

Sex, Drugs and Rock'n Roll II
Oder: Liebe und Sex, wie geht denn das? 57

Glück und Zufriedenheit
Oder: Glück im Spiel, Pech in der Liebe 65

Liebesspiele – anders
Oder: Ein bisschen Spaß darf sein 73

Was du nicht willst, das man dir tu …
Oder: Deine Sicht könnte ja auch gelten … 81

Beziehungsarbeit
Oder: Warum schwer, wenn's auch
leichter sein kann? 89

Zu diesem Buch

Dieses Buch verdanke ich vielen Menschen, so dass allein eine Aufzählung ein ganzes Buch ergeben würde: angefangen bei den Eltern, über FreundInnen, Bekannte, Partnerinnen, Kinder, KundInnen/KlientInnen bis hin zu Ideen, die andere Leute gedacht und veröffentlicht haben.

Also ist dieses Buch eine Art virtuelle Gemeinschaftsproduktion. Allerdings – so ungerecht kann die Welt sein – blieb das Aufschreiben an mir hängen. Und deshalb werde ich für den Inhalt auch verantwortlich gemacht (hoffentlich gefällt Ihnen der Inhalt, dann ist Verantwortung etwas sehr Schönes …). Na ja, ich gestehe, dass mir das Schreiben nicht nur Mühe, sondern auch viel Freude gemacht hat.

Bei Paaren geht es bekanntlich immer um mehrere Personen. Ich beschränke mich hier auf Männlein und Weiblein, also den üblichen Durchschnitt. Kein Mittelmaß, sondern sehr vielfältig, vielgestaltig und kreativ. Wenn es denn um Männer und Frauen und deren Beziehung geht, dann kann ich natürlich nur als Mann schreiben. Und darum habe ich mich bemüht.

Was ich aufgeschrieben habe, sage ich immer als Mann. Deshalb spreche ich, wenn ich Sie direkt anspreche, also „Sie" oder „Ihnen" schreibe, von Ihnen, dem Mann in der Beziehung. Und wenn ich von der Partnerin rede, dann ist immer die Frau gemeint.

Das heißt nun nicht, dass ich ein Buch nur für Männer geschrieben habe – ich selber lese auch gerne Bücher von Frauen, über Frauen, für Frauen. Andererseits – Sie, also Sie der Mann – müssen dieses Buch natürlich nicht Ihrer Frau zum Lesen geben. Sie können allerdings, wenn Sie wollen, damit auch etwas Gemeinsames anfangen: Sie könnten es Ihrer Frau vorlesen. Nicht alles auf einmal, eher abschnitt- oder kapitelweise. Sie müssen dann nicht einmal darüber reden. Vielleicht freuen Sie sich, lachen über diesen etwas merkwürdigen Autor, vielleicht, ja vielleicht kommen Ihnen noch ganz andere Gedanken.

Es könnte allerdings auch sein, dass Ihnen Ihre Frau dieses Buch mitgebracht hat. Das finde ich dann ein sehr schönes Mitbringsel. Sehr aufmerksam von Ihrer Frau. (Kleine Frage - Haben Sie sich gefreut? Ihre Freude gezeigt? Sich bedankt?)

Also, das war's, von dem ich meine, es wäre gut, es vorher zu wissen – ehe Sie anfangen, weiterzulesen.

Meyn, im Februar 2005 *Jürgen Hargens*

Darum geht's! Oh je ...

In den letzten Jahren sind immer öfter Paare in meine Praxis gekommen. Mehr als Einzelpersonen oder Familien. Und es war „alles" dabei – junge und alte Paare, mit und ohne Kinder, lang oder kurz zusammen. Es waren Paare, Männer und Frauen.

Natürlich gab es noch mehr Gelegenheiten, Erfahrungen mit „Paaren" – und das heißt ganz einfach: mit Beziehungen – zu machen. Da waren zum Beispiel Einladungen von KollegInnen, mit ihnen zusammen in ihrer Praxis Paargespräche zu führen. Und da waren – immer wichtig und bedeutsam – eigene Paarerfahrungen, denn jeder von uns lebt schließlich in Beziehungen oder zumindest lebt er oder sie Beziehungen.

In der professionellen Praxis war auffallend, dass Paare meist erst dann kamen, wenn sich Schwierigkeiten schon länger gezeigt und somit auch „stabilisiert" hatten. Und die Frage, die sie mitbrachten, ging in die Richtung zu klären, was die Ursache ihrer Schwierigkeiten sei. Sie waren häufig mit Schuldzuschreibungen beschäftigt, also mit der Frage nach dem, was wer dazu beigetragen hatte, dass etwas schief gelaufen war. Oft zeigte sich dann, dass beide dasselbe wollten – glücklich und harmonisch miteinander auskommen –, nur kam ihnen allzu oft der Alltag in die Quere. So hat sich bei mir die Idee festgesetzt, dass Beziehungen zumeist nicht an mangelnder Liebe scheitern, sondern an den „Banalitäten des Alltags“, die sich summieren, aufschaukeln und irgendwann nicht mehr aushaltbar scheinen.

Deshalb lag die Frage nahe, einmal zu schauen, wie sich *Beziehungspflege*, denn darum geht es letztlich, verbessern lassen könnte. Das haben wir wenig gelernt – es gibt kein Schulfach, keine Lehre, sondern offenbar nur die Idee, dass es ganz von alleine funktioniert. Nicht ganz einfach und vor allem auch nicht selbstverständlich.

Und darum geht es in diesem Büchlein.

„Zu einem Paar gehören mehr als zwei …“ klingt ein bisschen merkwürdig, vor allem wenn der Autor „Paar“ großschreibt – das bedeutet doch, es handelt sich um zwei zusammengehörende Dinge. Das ist doch Allgemeinwissen: ein Paar Schuhe sind nun eben zwei Schuhe und zwar zwei, die zusammengehören. Ein Paar Socken – genau dasselbe. Klar, es mag Zeitgenossen geben, die ziehen einen gelben und einen grünen Socken an – als Paar. Auch zwei, nur ein wenig verquer und ungewöhnlich.

Gehen wir durch die Stadt und sehen uns die Pärchen oder Liebespärchen an – manchmal sehnsuchtsvoll –, dann können wir zählen, so viel wir wollen: es bleibt immer bei Zweien. Klar, manchmal kommt ein Dritter hinzu, doch das ist dann eher ein Störenfried, einer, der die traute Zweisamkeit stört, behindert und manchmal sogar zerstört.

Nun, ich glaube – ja, ich glaube, denn ich weiß es natürlich nicht –, dass zu einem Paar mehr als nur zwei gehören. Klar, zwei sind die, die sichtbar und erkennbar sind, aber in diesen zweien, da gärt es manchmal ganz gewaltig. Und oft merkt es niemand – bis es zum Ausbruch kommt, zur Explosion. Dann ist der andere überrascht – zumindest beim ersten Mal.

„So kenn' ich dich gar nicht!" „Was ist denn ich dich gefahren?!" „Welcher Teufel hat dich denn geritten?!" „Du hast dich doch sonst nie darüber beklagt/aufgeregt…" Diese Reihe könnte ich fortsetzen, ohne Ende. Was sich darin ausdrückt, erscheint mir nichts anderes, als dass sich die eine Person offensichtlich plötzlich so verhält, wie sie es noch nie getan hat. So, als sei sie jemand ganz anderes.

Sie kennen das vermutlich alle. Ich jedenfalls kenne das zur Genüge. Da kommt „man(n)" nach Hause, die Frau hat das Essen gekocht, den Tisch gedeckt, beide setzen sich. Ihn stört das ganze benutzte Geschirr im Hintergrund. Er sagt nichts dazu. Genießt das Essen. So war es immer. Und so geht es weiter.

Was soll die Frau bloß machen? Sie kann gar nichts machen, denn die Ärmste hat doch keine Ahnung, was in seinem Kopf vorgeht. Sie weiß nicht, wie er sie gerade kritisiert und in der Luft zerreißt. Er hält einfach den Mund.

Seine Frau hat demgegenüber nie etwas gesagt, dass er die Zahnpastatube immer in der Mitte drückt und sie nie von hinten aufrollt. Sie hat das jeden Morgen wieder stillschweigend in Ordnung gebracht. Zu sich selber hat sie dabei vielleicht unglaubliche Dinge über ihn gesagt, die er besser nie hört. Und er hört sie ja auch nicht.

Der Witz über das Silberhochzeit-Paar ist den meisten von Ihnen sicher bekannt. Mann und Frau sitzen am Tag ihrer Silberhochzeit auf der sommerlich warmen Terrasse. Wie immer schmiert sie für beide die Brötchen, wie immer bekommt er die obere und sie die untere Hälfte. Nur heute, an ihrem Jubiläumstag, sagt sie sich – natürlich still und leise – „Nein, heute nehme ich mir das Oberteil! Er hat es die ganzen Jahre bekommen, obwohl eigentlich ich lieber das Oberteil esse." Gesagt, getan. Sie reicht ihm das geschmierte Unterteil, lässt das geschmierte Oberteil auf ihrem Teller. Er bedankt sich strahlend. Sie ist überrascht, hatte mit einer ganz anderen Reaktion gerechnet. „Weißt du, Liebling", ja, er ist heute besonders freundlich und galant, „ich danke dir! Ich mag das Unterteil viel lieber als das Oberteil." Sie ist perplex, lächelt. „Und ich", hebt sie an, „ich mag viel lieber das Oberteil als das Unterteil." Beide müssen lachen. Da haben sie fünfundzwanzig Jahre im guten Glauben gehandelt, dem anderen einen Gefallen zu tun, nur um jetzt festzustellen, dass es vergebliche Liebesmüh war!

Das ist das, was ich meine, wenn ich sage, „zu einem Paar gehören mehr als zwei ..." Das, was wir uns selber sagen, was meist niemand hört oder erfährt, gehört auch dazu. Die dunkle, geheime und verschwiegene Seite, die uns oft im Wege steht.

Sie kennen das vermutlich auch. Da geht es Ihnen schlecht und Sie erwarten, getröstet zu werden.Und was geschieht – nichts dergleichen! Ihre Frau ist ebenfalls geladen und möchte das bei Ihnen abladen und Sie möchten getröstet werden. Keiner von beiden kann auf den anderen eingehen. Sie nicht auf Ihre Frau, weil Sie Trost brauchen und deshalb im Moment nicht zuhören können. Ihre Frau nicht, weil sie sich entlasten muss und deshalb im Moment nicht trösten kann. Und Sie, was tun Sie? Sie machen gute Miene zum bösen Spiel, bemühen sich, sich zusammenzureißen, hören ihr zu – natürlich nur mit halbem Ohr. Ärgern sich. Ihre Frau merkt das mit dem halben Ohr und wirft Ihnen vor: „Du hörst mir ja gar nicht zu!"

Das können Sie so nicht auf sich sitzen lassen: „Natürlich hör' ich dir zu!"

„Ja, ja, natürlich – aber wenn du dich sehen könntest, dann würdest du merken, dass du mit deinen Gedanken ganz woanders bist!"

„Nein, ich hör' dir zu, aber ich hatte einen harten Tag und bin selber kaputt!"

„Ja, glaubst du, ich hatte keinen harten Tag! Und du erwartest natürlich, dass ich auf dich Rücksicht nehme ..."

„Nein, natürlich nicht..."

„Ach, du denkst also, das interessiert mich nicht!"

„Das hab' ich doch gar nicht gesagt!"

Und so kann sich die Spirale endlos weiterdrehen. Was wollten die beiden noch? Ach ja, er wollte getröstet werden, seine Frau möchte einiges einfach nur abladen. Und was ist herausgekommen? Er fühlt sich völlig unverstanden. Seine Frau fühlt sich völlig unverstanden.

Keiner von beiden hat auch nur ein bisschen von dem bekommen, was er brauchte.

Natürlich weiß ich, dass das einerseits eine fiktive Geschichte über Sie ist, die andererseits ein wenig übertrieben und zu schwarz-weiß gemalt ist. Ein bisschen. Das wollte ich so machen, um Ihnen ein wenig deutlich zu machen, was ich meine, wenn ich sage *„Zu einem Paar gehören mehr als zwei …"*

Sie könnten jetzt denken – na, dann ist ja alles klar, dann brauche ich doch nur zu sagen, was ich möchte und schon herrscht beste Harmonie.

Schön wär's!

Um auf die Situation zurückzukommen. Er sagt als erster „Ich möchte von dir getröstet werden." Seine Frau erwidert: „Das kann ich jetzt nicht! Ich bin zu voll von dem, was mir passiert ist. Ich möchte gerne erst einmal alles bei dir abladen."

Schöner Mist! Denn beides geht schlecht, oder?

Ja und da dachte ich, vielleicht gibt es ja einige Möglichkeiten, auch mit solchen Situationen anders umzugehen, das zu nutzen, was da ist, um als Paar ein bisschen mehr von dem zu bekommen, was sich jeder wünscht. Selber aufmerksamer (und sensibler) dafür werden.

Davon möchte ich Ihnen ein wenig erzählen … denn ich bin der festen Überzeugung, dass wir alle Geschichten lieben. Geschichten können anregen, Bilder zu entwickeln, Möglichkeiten zu entwerfen, Ungeahntes zu konkretisieren. Geschichten können andere Blickwinkel schaffen und zeigen, Hoffnung und Zuversicht vergrößern. So möchte ich Sie zu einigen Geschichten einladen.

Liebe, Triebe, ausgeblüht ...

Oder: Alles wie im Märchen

Der Volksmund, und der sammelt tatsächlich die Weisheit des Volkes bzw. des gesunden Menschenverstandes, weiß, dass Ehen im Himmel geschlossen werden. Es gibt einen Nachsatz, der mir entfallen ist. Ich spreche den Satz heute so aus: Ehen werden im Himmel geschlossen, aber der Alltag muss auf der Erde gelebt werden.

Märchen behandeln dieses Thema sehr gekonnt. Sie beginnen alle mit dem klassischen Satz „es war einmal ..." und am Ende, wenn alles gut ausgegangen ist, „sie sich gekriegt haben", dann heißt es ziemlich lapidar: „Und so leben sie glücklich und zufrieden bis an ihr Ende. Und wenn sie nicht gestorben sind, dann leben sie noch heute."

Im Grunde ziemlich gemein, denn es wird kein Wort darüber verloren, wie sie „es" gemacht haben. Da schweigt des Sängers bzw. des Erzählers Höflichkeit. Solange es noch turbulent zuging, Aufgaben und Herausforderungen zu bewältigen waren, solange wird alles sehr genau beschrieben. Der Preis – sie kriegen sich – wird dann noch ausgelobt und dann: Schluss, aus. Kein Wort mehr.

Nun ja, eines könnte man daraus lernen – das Leben ist solange interessant, anregend und irgendwie zufrieden stellend, solange zum einen Herausforderungen bestehen, zum anderen genügend Hoffnung und Zuversicht vorhanden ist, diese auch zu bewältigen und drittens, da aller guten Dinge drei sind, der „Preis", der am Ende winkt, mit den eigenen Wünschen übereinstimmt.

Klingt zu banal und zu unklar? Gut, dann möchte ich versuchen, das zu erklären.

Herausforderungen, Aufgaben sind oft das Salz in der Suppe, das, was das Leben interessant macht. Das weiß, glaube ich, jeder. Stellen Sie sich nur einmal vor, Sie wachen morgens auf, nichts, was Sie zu tun haben, nichts, was Sie fordert – außer den Tag herumbringen zu müssen. Gut, anfangs ein gutes Gefühl. Endlich von allen Verpflichtungen befreit, tun können, was man möchte. Aber schon bald dürfte sich ein bisschen Langeweile einstellen. Solange genügend Kleingeld vorhanden ist, lässt sich Spannung kaufen, aber wer hat denn schon genügend Kleingeld? Und immer alles kaufen – da geht das Gefühl für einen selbst möglicherweise verloren.

Was das mit Paaren zu tun hat?

Erinnern Sie sich noch daran, als Sie Ihre Frau kennen gelernt haben? Zum ersten Mal sahen? Irgendwie ins Gespräch kamen? Aufmerksamkeit erzeugen mussten? Der anderen ins Auge fallen mussten? Interessant erscheinen?

Alles schon vergessen? Dann sind Sie im Alltag angekommen. Dann haben Sie sich daran gewöhnt, dass es ist, wie es ist. Schade, oder?

Nun gut, man wird älter, die Triebe treiben aus, gehen auf, blühen, verblühen, überwintern. Stimmt schon. Allerdings geht es in der Natur im nächsten Jahr wieder von vorne los. Und im Jahr darauf erneut. Und immer wieder. Und Sie? Machen Sie es auch so?

Wenn Ihre Triebe blühen, was treiben Sie dann? Merkt Ihre Partnerin das? Und wie? Und wollen Sie, dass sie es auch merkt?

Und wenn die Triebe verblüht sind, wie „überwintern“ Sie dann? Was tun Sie, um im nächsten Jahr wieder „auszuschlagen“?

Das könnten, denke ich, so kleine Aufgaben sein. Zum Beispiel sich zu erinnern. An die Zeiten, wo die Triebe Sie umtrieben. Da gibt es, vermute ich, viele Geschichten, gemeinsame Geschichten. Geschichten, die lange Winterabende mit Licht und Helligkeit füllen können.

Das erinnert mich an eine Kindergeschichte von Frederik, einer Feldmaus. Während alle Mäuse fleißig Wintervorrat sammeln, genießt Frederik die Luft, den Wind, die Sonne und erklärt es ihren Mäusekollegen so, dass er Farben sammelt, Sonnenstrahlen und Wärme.

Der Winter kommt, eisig kalt, irgendwann sind die Vorräte aufgezehrt und da erinnern sich die Mäuse an Frederik und bitten ihn, seine Vorräte zur Verfügung zu stellen. Das tut Frederik. Er erzählt von den Farben, den wärmenden Strahlen der Sonne und den Mäusen wird warm uns Herz.

Das, denke ich, können auch in einer Beziehung Herausforderungen und Aufgaben sein – sich der eigenen Triebe erinnern, darüber reden, vielleicht sogar ins Schwärmen geraten, Lust bekommen, auf „so etwas" und sich dabei bewusst zu bleiben, dass das eigene Alter diese ganzen Begeisterungen der Jugend wohl nicht mehr zulässt.

Das ist das, was ich meine, was vielleicht manchmal helfen könnte: sich daran zu erinnern, was einmal war, wie man „es" gemacht hat und was davon heute noch als Wunsch besteht und das Herz erwärmt. Wie heißt es so schön: „Der Preis ist heiß." Bei Ihnen auch noch? Dann, denke ich, besteht Hoffnung. Viel Hoffnung. Und mehr als nur Hoffnung ...

Sich seiner Wünsche erinnern, sich seine Wünsche eingestehen und erkennen, an welchen Punkten die eigenen Wünsche oder kleine Teile dieser Wünsche immer noch wahr werden – das waren doch, denke ich zumindest, Dinge, um deretwillen Sie sich irgendwann einmal mit genau dieser Frau, mit der Sie jetzt zusammen sind, zusammengetan haben.

Und? Sie erinnern sich? Sie wünschen noch? Wunderbar! Denn wie heißt es so treffend: Auch der Herbst hat seine schöne Tagen. Eben: Es sind Herbsttage und das können niemals Sommertage sein, oder?

Sex, Drugs and Rock'n Roll

Oder: Schade, dass sich die Zeiten ändern

Ich gebe gern zu, die Überschrift klingt ein wenig bombastisch. Allerdings stimmt es – die Zeiten ändern sich und wir mit ihr. Was uns gestern leicht fiel, das führt heute zu Zerrungen und Muskelkrämpfen. Na gut, Sex, Drugs and Rock'n Roll – das soll nur so eine Art Gleichung für die mehr oder weniger rebellische Jugendzeit sein, die Sie genau so wie ich erlebt, erlitten und überstanden haben. Mit allen angstvollen Hoffnungen, Bauchschmerzen, Herzflattern und vielen neuen Erfahrungen. Dazu gehört, bei Ihnen sicher auch, die erste Liebe oder sollte ich besser sagen: die ersten Lieben. Denn die Liebe kam und oft ging sie, Schmerzen und Verzweiflung hinterlassend.

Die Zeiten sind vorbei. Wirklich? Ich bin da inzwischen nicht mehr so sicher. Es gibt den

Praxistest, den Sie ganz leicht machen können, vorausgesetzt, Sie nehmen sich ein bisschen Zeit. Seien Sie aufmerksam, wenn Sie sich in der Öffentlichkeit bewegen. Und Sie werden irgendwann mit Sicherheit auf ein Liebespaar treffen.

Wie reagieren Sie, wenn Sie so ein glückliches Pärchen sehen, das aus dem eigenen Glück überhaupt kein Hehl macht? Sie verstehen schon, was ich meine – Händchen halten, schmachtende Blicke, streicheln, kuscheln, küssen, eben alles das, was man sich so vorstellt, wenn in der Öffentlichkeit liebevolle Zugehörigkeit gezeigt wird.

Ja, ja, ein wenig Ehrlichkeit wäre jetzt angezeigt. Sie müssen es ja niemandem erzählen. Nur sich selber. Gut, nun wissen Sie Bescheid. Das war die erste Hälfte des Tests. Die zweite Hälfte ist schon etwas schwieriger, weil Sie sich dazu vermutlich eher Ihrer Vorstellungskraft bedienen müssen. Es sei denn, Sie treffen auch so ein Pärchen.

Ach ja – wie alt war das glückliche Pärchen, das Sie gesehen haben?

Ich vermute, relativ jung, jedenfalls in Vergleich zu Ihnen, oder? Bei mir jedenfalls ist es meist so. Also, der zweite Teil. Wenn Sie ein solch glückliches Pärchen treffen, das ein oder zwei Generationen älter ist als Sie, am besten erkennbar alt, vielleicht siebzig oder älter. Die treiben dasselbe wie das junge Glück. Wenn Sie kein solches Pärchen treffen, das kann passieren, dann ist Ihre Vorstellungskraft gefragt. Stellen Sie sich ein solch altes, glückliches Pärchen vor. Wie reagieren Sie jetzt?

Ich gestehe, ich selber habe einige Zeit gebraucht, bis ich das, was die da in aller Öffentlichkeit treiben, gelassen sehen konnte. So gelassen wie bei den jungen Leuten. In den ersten Momenten ging es mir ganz anders. Ich war fast ein wenig empört: „Das geht doch nicht! Das gehört sich doch nicht – nicht in einem solchen Alter!"

Das, so denke ich heute, könnte sich leicht zu einem Problem auswachsen oder besser: zu einer echten Herausforderung: Liebe „darf" nur in dem dafür vorgesehenen Alter gezeigt werden. Wer zu alt ist, der hat sich gefälligst zurückzuhalten. Eines der vielen Tabus, die Liebe und Sexualität immer noch umgeben.

Als ich merkte, wie alt ich inzwischen geworden war und wie sehr ich an Beziehungen und an Liebesbeziehungen interessiert war – und immer noch bin, wäre sicher treffender –, hatte ich den Eindruck, langsam aus meinem Tiefschlaf aufzuwachen. Heute kann ich schon viel ehrlicher zu mir, mit mir und zu meinen Mitmenschen sein.

Es hat schon ein wenig gedauert, bis ich so weit war.

Das, denke ich, kann eine der großen Herausforderungen einer Beziehung darstellen – wie überlebt die Beziehung den Alltag? Wie pflege ich Liebe und Zuneigung? Was ist „alternde Liebe“? Oder altert Liebe nicht? Und vor allem, was hat Liebe mit Sex zu tun?

Die Zeiten haben sich geändert, hatte ich gesagt. Was mir früher leicht fiel, zumindest leichter, heute ist es nicht mehr ganz so einfach. Das fängt schon bei den Feiern an. Eine Nacht durchmachen – heute brauche ich dann ein paar Tage, um wieder in die Puschen zu kommen. Früher ging es gleich am nächsten Tag weiter.

Und auch Liebe und Sex haben sich verändert. Der Alltag ist eingekehrt – mit all seiner Routine, seinen Notwendigkeiten, seinen Wiederholungen, seinen Selbstverständlichkeiten.

Als ich jung war, war es nicht immer einfach, einen Platz zum Übernachten mit der Freundin zu finden. Wenn Sie heute in einer festen Beziehung leben, dann gehen Sie vermutlich beinahe selbstverständlich in einem guten deutschen Ehebett schlafen. Schlafzimmer, ungeheizt. Wegen der Gesundheit. Also schön unter die dicke Decke verkriechen. Und hoffentlich schnarcht sie nicht wieder so laut. Denn das ist kaum zum Aushalten.

Können Sie sich noch an das erste Mal erinnern? Oder an das erste Mal mit Ihrer jetzigen Partnerin? Haben Sie sich da auch unter einer dicken Decke in einem kalten Zimmer verkrochen. Licht aus. Schnell einschlafen. Der Tag hat einen geschafft. Und morgen geht's früh wieder raus.

Sex, Drugs and Rock'n Roll – das hieß immer auch, Neues ausprobieren, keine Routine, kein Alltag, nichts Selbstverständliches, sondern bereit für Lust, Freude und Spontaneität. Können Sie sich daran erinnern, wie lange all das her ist? Und was machen Sie mit Ihren Erinnerungen?

Ich weiß nicht, wie es Ihnen geht, aber wenn ich manchmal daran zurückdenke, dann wird mir ein wenig komisch. Mulmig trifft es auch nicht. Mir fällt dann oft auf, was alles nicht mehr passiert. Was ich nicht mehr mache. Und was ich machen muss. Zwang. Notwendigkeit. Vernunft. Keine Zeit für alles das, was mit Sex, Drugs and Rock'n Roll zu tun hat, mit dem Ungewöhnlichen. Ja, manchmal gelingt es mir, fünfe gerade sein zu lassen. Manchmal. Und manchmal gelingt es mir auch, ehrlich mit mir zu sein. Dann bin ich traurig, wie es gekommen ist. Dann brauche ich Trost, Zuspruch, Zuwendung. Anders gesagt – und die Beatles haben es wunderbar besungen: All you need is love.

So einfach, denke ich, könnte das Leben sein – lieben und geliebt werden. Sex, Drugs and Rock'n Roll, auch im hohen Alter. Allerdings besser dosiert, oder?

Das war's, glaub' ich, was ich sagen wollte: auch Sie und ich, wir haben Liebe verdient. Ich jedenfalls sehne mich immer noch danach und denke, je älter ich werde, desto mehr darf ich es mir auch eingestehen. Das, denke ich, sollte selbstverständlich sein. Dann, glaube ich, wären Selbstverständlichkeiten und Alltäglichkeiten liebesfördernd, oder?

Da müssen wir 'mal drüber reden

Oder: Reden ist Silber, Handeln ist Gold

Die Vorstellung, dass es notwendig ist, über Probleme, Schwierigkeiten, Ärger und Gefühle überhaupt miteinander zu reden, genießt, glaube ich, allgemein hohe Anerkennung. Ebenso weiß „man", dass Frauen anders sind – und Männer auch, gerade wenn es ums Reden geht. Meine Erfahrung ist die, dass es durchaus nicht immer hilfreich ist, Dinge zu besprechen. Ein Beispiel:

Es hat Probleme gegeben, welcher Art auch immer und Sie sind der Meinung, es sei unerlässlich, darüber zu reden. Also drängen Sie darauf. Das könnte sich manchmal schon als Bumerang erweisen, denn Sie sehen die Notwendigkeit und Sie drängen darauf. Ihre Partnerin könnte das ganz anders sehen. Und die Folge? Statt eines Problems, das Sie durch ein Gespräch aus der Welt schaffen wollten, haben Sie plötzlich zwei – nämlich die Diskussion – oder den Streit – ob es sich überhaupt um ein Problem handelt.

Ja, so schnell kann es gehen. Manchmal.

Es kann auch gut gehen, Sie einigen sich, dass es notwendig ist, darüber zu reden. Achtung! Stolpergefahr! Denn worüber werden Sie reden? Über ein Problem, also über etwas, was stört, schlecht ist, beseitigt werden muss. Und schon könnte es sein, dass Sie mit den besten Vorsätzen daran gehen, das Problem zu beschreiben und seine Ursachen zu benennen.

Merken Sie, was geschehen könnte? Eben! Ursachen sind oft nur eine schönfärberische Umschreibung dafür, etwas oder jemanden zu finden, der Schuld an der Misere ist. Und wenn es um Beziehungsprobleme geht, da bieten sich nun einmal nicht viele Leute an. Meist nur Sie oder Ihre Partnerin. Vielleicht noch die Kinder, doch dann verlagert sich das Schuldgespräch meist sehr schnell auf das falsche Verhalten des einen von beiden. Und das heißt: „Du hast Schuld!"

„Aber", werden Sie nun sicher einwenden, „man muss doch Probleme lösen und das geht nun 'mal nicht, ohne darüber zu sprechen."

Da haben Sie Recht. Voll und ganz. Aber denken Sie an den Volksmund: „Der Ton macht die Musik."

Kriegen Sie es hin, gelassen und ruhig zu reden, freundlich zu bleiben, wenn Ihre Partnerin der felsenfesten Überzeugung ist, dass die Schuld bei Ihnen liegt? Ich weiß, wie schwer das ist. Und meist gelingt es nicht, denn das Problem liegt ja in der Luft und ich fühle mich dann ja auch nicht ganz ruhig. Eher im Gegenteil – angespannt, nervös, erregt, gefühlsbeladen. Anders gesagt – eine explosive Mischung. Und dabei möchte doch keiner von beiden das Gesicht verlieren. Also heißt es, sich beherrschen. Das kostet viel Energie.

Aus psychologischer Sicht, wenn ich das einmal einflechten darf, sind das sicher nicht die besten Voraussetzungen für ein konstruktives Gespräch. Und das sollte es ja sein, wenn das Problem gelöst werden muss, oder?

Meine Erfahrung ist einfach die, dass solche „Problemgespräche" durchaus nicht immer – und das ist die positive Einschätzung – zum gewünschten Erfolg führen. Oft enden solche Gespräche mit noch mehr Problemen, dem Gefühl, unverstanden zu sein, fälschlicherweise beschuldigt zu werden. Für die Gestaltung einer angenehmen und positiven Beziehung nicht förderlich, oder?

Ein Ergebnis solcher Problemgespräche – Probleme im Miteinander – lässt sich anhand sehr konkreter Verhaltensweisen beschreiben. Schreien und Brüllen, Tränen und Zurückziehen, Türen knallen, weggehen, um nur einige zu nennen.

Das ist für mich der Moment, einfach einmal innezuhalten, auch wenn es dann meist nicht funktioniert, wenn „man(n)" so aufgebracht ist. Aber jetzt, wo Sie dieses Buch lesen, sind Sie vermutlich eher gelassen. Deshalb könnte es jetzt funktionieren.

Meine Frage an Sie würde lauten:

> Nennen Sie mir drei gute Gründe dafür, dass Sie jetzt so sauer (wütend oder ärgerlich oder niedergeschlagen oder verzweifelt) sind?

Lassen Sie sich Zeit. Sie sind ja mit sich alleine. Niemand drängt Sie. Und versuchen Sie am besten, sich möglichst wenig in die Tasche zu lügen. Es erfährt zwar niemand, aber Sie selber werden es später merken.

Ich könnte wetten, dass Sie auf die eine oder andere Weise darauf gestoßen sind, dass etwas geschehen ist, was Sie im Grunde genommen am liebsten ganz *anders* hätten. Und irgendwie haben Sie auch eine Ahnung, wie, da bin ich mir ziemlich sicher.

Oft nämlich kann es einfach so sein, dass Sie so verzweifelt sind, weil das, was Sie sich gewünscht haben, nicht eingetreten ist – im Gegenteil. Und Ihre Wut wäre dann nur Ausdruck davon, wie stark Ihr Wunsch tatsächlich ist, das bekommen zu wollen. Oder noch deutlicher: je wütender oder niedergeschlagener Sie sind, desto stärker, so würde ich spekulieren, ist Ihr Wunsch, dass es ganz *anders* hätte kommen sollen. Ist es aber nicht.

Klar, jetzt könnten Sie mit sich ein weiteres eigenes Problemgespräch führen – und alle Gründe aufzählen, wieso das nicht eingetreten ist. Ich würde vermuten, wenn Sie dieses Gespräch mit sich selber beenden, hätte sich nicht viel an Ihrer Niedergeschlagenheit oder Wut verändert.

Sie werden sicher wissen wollen, warum ich Sie anregen wollte, darüber nachzudenken. Im Grunde ganz einfach – Sie haben, denke ich, schon eine ziemlich genaue Vorstellung davon, was Sie sich wünschen und haben einiges getan, genau dies zu verhindern. Denn das Problemgespräch, der Streit führt vermutlich dazu, dass Sie beide ärgerlich oder wütend oder niedergeschlagen sind.

Wenn Sie der Meinung sind, das könnte auch bei Ihnen manchmal so sein, dann hätte ich eine interessante Idee für Sie. Wollen Sie die hören? Ach ja, Sie können es ja nicht sagen. Nun gut, ich erzähle sie Ihnen einfach. Wenn Sie sie nicht hören wollen, überschlagen Sie einfach das Ende und blättern zum nächsten Kapitel weiter (oder Sie verschenken gleich das ganze Buch).

Wo standen wir? Ach ja – es geht Ihnen schlecht und Sie wissen, dass Sie etwas anderes gewollt, aber nicht bekommen haben. Mit dieser Einsicht – und ich finde, dies ist eine große Einsicht und Selbsterkenntnis – stehen Sie plötzlich, fast ohne es selber gemerkt zu haben, vor einer Entscheidung: *Sie* können wählen, ob Sie sich weiter in Ihr schlechtes Befinden begeben oder ob Sie etwas dafür tun möchten, das zu bekommen, was Ihnen Ihrer Meinung nach zusteht.

Wenn Sie sich nicht entscheiden können – oder sich nicht trauen, denn wenn Sie sich entscheiden, dann zieht das einen Rattenschwanz von Folgen nach sich –, es aber auf jeden Fall wollen, stehen Ihnen mehrer Möglichkeiten offen.

> Die verrückteste, denke ich, wäre die, zu Ihrer Partnerin zu gehen und sie zu bitten, diese Entscheidung für Sie zu treffen.
>
> Eine andere, etwas weniger verrückte Idee wäre die, eine Münze zu werfen und die Münze entscheiden zu lassen, welche Entscheidung getroffen wird. (Hoffentlich

bleibt die Münze nicht auf der Schmalseite stehen! Und wenn schon, das wäre doch eine interessante Geschichte, oder?)

Sie könnten – und da wären Sie gefordert – einfach das tun, was Sie getan hätten, wenn Sie das bekommen hätten, was Sie sich gewünscht hatten. Ohne zu erwarten, dass Ihre Partnerin mitmacht oder etwas anders macht.

Oder, Ideen gibt es wie Sand am Meer, Sie könnten Ihrem Partner oder Ihrer Partnerin einen kleinen Brief schreiben – es muss ja nicht gleich ein feuriger Liebesbrief sein –, in dem Sie ganz einfach das aufschreiben, was Sie sich wünschen. Ohne dass Sie auf eine Antwort warten. Oder zu erwarten oder gar darauf zu bestehen, dass sie Ihren Wunsch erfüllt. Das Ganze geht heutzutage auch mit einer SMS oder einer E-Mail.

Ich bin sicher, wenn Sie mutig genug sind (Männer gelten doch als tapfer und mutig, oder?), sich einzugestehen, was Sie sich wünschen, dann fallen Ihnen noch mehr Ideen ein. Und gute Ideen, denke ich, sind solche, die Sie selber dazu bringen, etwas zu *tun* – und zwar etwas anderes als das, was Sie verzweifeln lässt.

Und wenn Sie sich selber entscheiden können – nun, dann entscheiden Sie sich sowieso für das, was Sie wollen und vor allem, dann werden Sie etwas *tun*.

Liebe ist ...

Oder: Was wissen wir schon über uns

Wenn ich Sie jetzt fragen würde: „Was ist Liebe?“, hätten Sie eine Antwort parat? Ja? Wunderbar! Nur, ich habe noch eine Frage an Sie – zum selben Thema: „Wenn ich Ihre Partnerin frage ‚Was ist Liebe?‘, was wird sie mir antworten?“

Diese Antwort könnte Ihnen vielleicht schon ein wenig schwerer fallen. Meist haben wir so Ideen, was denn Liebe sein könnte oder sein sollte. Was aber meine Partnerin darunter versteht? Das zu wissen, ist oft eher eine Wissenslücke.

Die meisten Beziehungen werden nicht wegen der besseren Regelung des Alltags eingegangen, sondern auch oder vor allem, weil man sich davon etwas „anderes“ verspricht. Leider oft etwas, worüber man eben nicht spricht. Oder nicht gelernt hat zu sprechen. Sie wissen es selber – wenn man nicht darüber spricht, erhöht das die Wahrscheinlichkeit des Missverstehens. Nur – wie redet man darüber? Und vor allem, welche Worte soll man benutzen?

Ich weiß ja nicht, wie es Ihnen ergangen ist, aber ich muss bekennen, dass ich dazu und darüber wenig gelernt habe. Vorbilder gab es auch kaum. Alles, was ich weiß, habe ich aus dem Umgang mit anderen Jungs (als ich noch kleiner war) und anderen Männern (als ich größer war). Nur – als Junge war das irgendwie ein wenig unheimlich, man wusste eben nicht wirklich, worum es ging. Und als Mann, da passte man einfach auf, um nicht als Schwächling oder „Weichei" zu gelten. Wie und was Frauen darüber gelernt haben, nun, da muss ich ehrlich bekennen – keine Ahnung.

Und dennoch – ich finde es überaus interessant, dass es offenbar trotz all dieser Verschwiegenheit irgendwie ein gemeinsames Grundmuster zu geben scheint, das die meisten von uns mit sich herumtragen – allerdings eher gut verborgen und oft nur zu erschließen, meist aus dem, was ungesagt bleibt.

Es scheint *mir* das Muster von „Herz – Schmerz" zu sein, die „große Liebe". Irgendwie tiefe Gefühle. Und das Dumme ist, dass das bei uns meist nicht in dieser tiefen Form zutrifft. Im Gegenteil – wir sind eher unzufrieden, weil das, was wir uns tief im Innern erhofft haben, sich im Alltag so nicht zeigt oder wenn, dann nicht so lange. Und das nehmen wir meist einfach so hin. Nur die Sehnsucht bleibt. Und wird immer dann besonders wirksam, wenn es nicht mehr so läuft. Aber als „starke Männer" sollten und dürfen wir uns solche „Schwächen" nicht eingestehen.

Ja, das könnte nun ein – besonders für uns Männer – hochbrisantes Thema werden: Gefühle. Dass es Gefühle gibt, dass wir fühlen – alles das wissen wir. Wie Gefühle funktionieren, darüber wissen wir ziemlich wenig. Dennoch besteht die Vorstellung, dass es in der Welt besser wäre, wenn „man(n)" sich mehr durch Kopf und Verstand denn durch Gefühle leiten ließe. Nun, ob das immer so gut ist, ich habe da meine Zweifel.

Auch wenn ich wenig darüber weiß, *wie* Gefühle zustande kommen oder wirken, ich weiß ganz sicher, *dass* sie wirken und Einfluss haben.

Ich könnte Ihnen wieder ein kleines Experiment vorschlagen – wenn Sie Lust haben, können Sie es machen. Wenn Sie keine Lust haben – lesen Sie es einfach und kümmern sich nicht weiter darum.

Also, Sie leben in einer Beziehung – ich gehe der Einfachheit halber davon aus –, schon seit längerem. Und – wissen Sie noch, weshalb Ihre

Partnerin interessant für Sie war? Wie Sie sich fühlten, als Sie sie näher kennen lernten und merkten, das könnte etwas werden? Na? Waren Sie da richtig „kopfgesteuert"? Oder irgendwie mehr „herz- oder bauchgesteuert"? Und wie haben Sie den Unterschied gemerkt? Und hat Ihre Partnerin auch den Unterscheid gemerkt? Und wie und woran?

Ja, nun sitzen Sie da – mit Ihrer Antwort. Weil Sie das kleine Experiment mitgemacht haben oder weil sich trotzdem einfach ein paar Gefühle oder Gedanken eingestellt haben. Ob Sie wollen oder nicht. So ist das immer, wenn es um „heiße Themen" geht. Wir können gar nichts dagegen tun, dass sich etwas in uns regt, hochkommt, als Gedanke, als Idee, was wir in Sprache ausdrücken können. Oder als ein Gefühl, dass „irgendwie" da ist. Wenn wir Glück haben, können wir es orten und sogar ein bisschen beschreiben.

Sie haben es gemerkt, nicht wahr? Sie haben die Frage beantwortet – entweder „kopfgesteuert", indem Sie benennen und beschreiben können, was passiert. Oder indem Sie es irgendwie fühlen. Das, denke ich, ist etwas, was wir oft nicht so gerne wahrhaben wollen – wir können uns selber nichts vormachen. Der Körper oder das Gefühl reagieren und wenn wir dies nicht mögen, dann kostet es meist sehr viel Kraft, dagegen anzugehen.

Ich würde Sie einfach ermuntern, Ihnen sozusagen Mut machen wollen, bei dieser Frage nicht dagegen anzugehen, sondern die Antwort kommen zu lassen. Dann wissen *Sie* auf jeden Fall, was *Ihnen* wichtig ist, was *Ihnen* gefällt und was *Sie* denken, was Ihrer Partnerin gefällt.

Jetzt bin ich sehr neugierig – wie gut wissen Sie das noch alles, was „früher" so aufregend, so anregend und so erregend war? Und was Sie da alles gemacht, getan und unternommen haben? Schade. Ich werde darauf wohl keine Antwort bekommen. Also kann ich mir nur selber die Frage beantworten.

Was das nun alles mit Liebe zu tun hat?

Ich denke, Sie haben sich gerade noch einmal daran erinnert, was Liebe für Sie bedeutet oder bedeutet hat. Und wenn Sie sich daran erinnern, dann werden Sie, da bin ich ganz sicher, merken, was Ihnen davon heute noch wichtig ist. Das, denke ich, wäre ein richtig großer Schritt – dass Sie so ehrlich zu sich selber sind.

Klar, irgendwie ist es schon schade, dass das nicht mehr so ist, oder?

„Halt! Stopp!", möchte ich da rufen. Ist es überhaupt nicht mehr so? Oder ist es nicht mehr so oft so? Oder ist es manchmal noch ein bisschen so?

Eines wissen *Sie* jetzt ganz sicher. Da bin *ich* mir ganz sicher. Sie haben eine Ahnung davon, was Liebe für Sie bedeutet. Und? Wer weiß davon – außer Ihnen?

Na – auf jeden Fall Ihr „zweites Ich", wenn ich das einfach einmal so nennen darf, denn Sie haben sich das ja alles irgendwie selber erzählt. Leise, so dass niemand mitgehört hat. Schade, denke ich, denn was würde Ihre Partnerin sagen oder tun, wenn sie dieses Gespräch, das Sie mit sich geführt haben, mitgehört hätte?

Sie merken schon – jetzt bin ich wieder beim Thema *„Zu einem Paar gehören mehr als zwei …"*

Das, denke ich, könnte ein ganz spannender Punkt sein. Vieles, was Sie bedrückt – und was Sie erfreuen würde –, erzählen Sie sich selber. Niemand erfährt davon. Wie sagt der „starke Mann"? „Keine Schwachheiten!" Also behalte ich so etwas – Gefühle, Wünsche, Sehnsüchte – lieber für mich selber. Sonst könnte womöglich jemand auf die Idee kommen, diese gegen mich zu verwenden und mich noch mehr treffen oder verletztzen.

Ich würde vermuten, Ihrer Partnerin könnte es sehr ähnlich gehen. Auch sie erzählt sich einiges selber. Und behält es für sich selber.

Wenn ich das einfach 'mal zusammenzähle: Sie erzählen sich etwas. Da gibt es also Sie als Erzähler und Sie als Zuhörer. Das wären dann schon zwei. Dasselbe gilt für Ihre Partnerin. Dann wären Sie schon vier – und da weiß man doch nicht immer, wer gerade mit wem spricht oder wer wen anschweigt, oder?

Na ja, könnten Sie sagen, das klingt ja ganz nett, nur was bedeutet das denn nun praktisch?

Das freut mich sehr, dass Sie jetzt richtig neugierig geworden sind. Praktisch? Das heißt dann doch, dass Sie etwas *tun* wollen, oder? Das finde ich ganz toll!

Als ich Kind war, da habe ich gerne Geschichten gehört – in allen Variationen. Von meinen Eltern oder anderen Erwachsenen, von Freunden oder ich habe gelesen und bin mit meiner Phantasie auf Reisen gegangen. Dabei ging es nie darum, irgendeine wahre oder richtige Geschichte zu erzählen, sondern einfach eine, die mir gefiel.

Und was Sie gerade über sich und Ihre Vorstellungen von Liebe erfahren haben, könnte doch auch so eine Geschichte sein, die *Ihnen* gefällt. Denn schließlich ist es Ihre ganz persönliche Geschichte. Da wäre es doch schade, wenn Ihre Partnerin nichts davon erfährt, oder?

Deshalb habe ich die etwas merkwürdige Idee, dass es ein spannender kleiner Schritt sein könnte, seiner Partnerin ein Stück dieser Geschichte bekannt zu machen. Nicht darüber reden oder gar diskutieren. Das könnte allzu leicht auf ein neues Problem hinauslaufen – auf das Problem, wer denn Recht hätte. Nein, ich meine schlicht und einfach, ein Stück dieser Geschichte zu veröffentlichen: zu erzählen und die andere, Ihre Partnerin, darf nur zuhören. Oder einen Bekanntmachungszettel mit einem Satz dazu auf den Frühstückstisch legen. Oder eine SMS-Geschichte anfangen. Oder einen Brief schreiben, in dem diese Geschichte erzählt wird.

Es geht – Sie merken es – mir nur darum, zu *erzählen* und *nicht* zu diskutieren. Denn ich vermute, wenn Sie davon erzählen, dann wird bei Ihrer Partnerin etwas Ähnliches passieren, was Ihnen passiert ist, als Sie über das von mir vorgeschlagene kleine Experiment gelesen haben. Irgendetwas kommt da hoch – als Erinnerung, als Wunsch und das, denke ich, könnte doch ein wundervoller Schritt sein: sich an das zu erinnern und wieder zu beleben, was Ihnen wirklich gefallen hat.

Ich bin, das sollte ich Ihnen sagen, gelernter Optimist: wenn ich anfange, solche Geschichten zu erzählen, entspanne ich meist, meine Zuhörer auch und das tut gut, selbst wenn sich sonst gar nichts ändern sollte. Meine Erwartung ist nicht sehr groß. Es reicht, wenn es mir gut tut, dass ich mich an diese gute Geschichte erinnere. Ich bin dann sehr zuversichtlich, dass die Zuhörer sich auch an ein paar Bruchstücke *ihrer gemeinsamen guten Geschichte* erinnern – und das tut einfach gut. Nicht mehr, aber auch nicht weniger. Oder, um es ein wenig anders zu formulieren, Liebe ist für mich das, was ich dafür halte und was ich daraufhin tue. Ich bin nämlich der Ansicht, es kommt nicht nur darauf an, was ich fühle, sondern ebenso sehr darauf, was ich dann tue. Denn das kann meine Partnerin sehr genau beobachten, erleben und, so hoffe ich, genießen.

Eigenlob

Oder: Vorbeugen ist besser als heilen ...

Ich gebe gerne zu, dass die Verbindung und Verknüpfung von „Eigenlob“ und „vorbeugen“ vielleicht auf den ersten Blick nicht ganz leicht zu erkennen sein mag – insbesondere wenn es um Paarbeziehungen geht. Deshalb möchte ich ein klein wenig ausholen.

Wenn wir in Beziehungen leben, so doch u.a. deshalb, weil es etwas an uns gibt, das uns nicht nur auszeichnet, sondern auch liebenswert macht. Gäbe es nichts Liebenswertes an uns – wer sollte uns dann lieben oder gern haben und warum denn?

Ich überlege gerade, ob es an dieser Stelle gut und hilfreich wäre, Sie zu fragen, was Sie denn an sich selber schätzen. Ich glaube, ich lass' das noch und komme vielleicht später noch einmal auf diese Frage zurück.

Die Sache mit dem Liebenswerten – wir selber kennen uns ja schon ziemlich lange, sind gewissermaßen mit uns groß geworden und deshalb wissen wir auch relativ gut über uns Bescheid (hoffentlich!?). Und vieles von dem, was wir an uns kennen und schätzen, könnte uns vielleicht im Laufe der Jahre so selbstverständlich geworden sein, dass es für uns nicht mehr der Rede wert ist. Das finde ich ausgesprochen schade. Denn damit könnte uns vieles von dem, was uns an uns gefällt, aus dem Blick geraten. Und was wir nicht sehen können, das existiert für uns oft auch gar nicht.

Ein Kollege hat einmal gesagt, wir würden nur das glauben, was wir sehen. Aber leider würden wir auch nur das sehen, was wir glauben. Ein wahrere Teufelskreis, oder?

Zurück zu Beziehungen – wenn ich nicht mehr sehe, was an mir schätzens- und liebenswert ist, dann, so denke ich, könnte der Zweifel sich immer mehr verstärken. Der Zweifel, ob ich überhaupt schätzens- und liebenswert bin. Und wenn es dann noch in meiner Beziehung knirschen und knacken sollte, dann würde das vermutlich dazu beitragen, dass der Zweifel nur noch schneller noch größer würde.

Und was käme dabei heraus?

Ich denke, ich würde immer missmutiger, enttäuschter, ärgerlicher und – ja, ja, das denke ich wirklich – unausstehlicher. Ihre Partnerin würde vermutlich genau darauf reagieren, darauf, wie unausstehlich Sie geworden sind. Und das Ende vom Lied: Sie finden sich selber unausstehlich, Ihre Partnerin findet Sie ebenfalls unausstehlich und Sie finden dann vermutlich alles und die ganze Welt genau so unausstehlich. Eben – ein wahrer Teufelskreis!

Nicht erst an dieser Stelle, sondern schon einige Zeit früher könnte Eigenlob helfen, denke ich. Na ja, nicht so ein plattes Lob, wie toll ich bin, sondern ein ruhigerer Blick auf alles das, was mich auszeichnet. Denn irgendwo muss das doch sein, sonst gäbe es keine Partnerin. Irgendetwas muss sie doch an Ihnen erkannt haben, was liebenswert, ja, soll ich nun sagen: *war* oder soll ich sagen: *ist*?

Ich hätte die Idee, eine solche Situation könnte der sehr ähnlich, über die ich schon geschrieben habe: wenn es Ihnen in Ihrer Beziehung einfach schlecht geht, dann haben Sie, so vermute ich auch jetzt wieder, in Ihrem Inneren Wünsche und Sehnsüchte nach etwas anderem, nach etwas, das Ihnen nicht nur besser bekommt, sondern von dem Sie vermutlich auch überzeugt sind, dass Sie es verdient hätten. Genau! Nur – wer weiß davon?

Genau an diesem Punkt wäre ein dickes Lob fällig – dass Sie so gut wissen, was Sie jetzt verdient hätten!

Einfach gesagt, doch das Leben ist meist nicht ganz so.

In solchen Situationen, das kenne ich auch gut von mir, neige ich viel eher dazu, mich weiter zu beklagen, darüber, was ich alles nicht bekomme und doch verdient hätte. Ich fühle mich als ohnmächtiges Opfer – der Umstände, der anderen. Klagen tut manchmal gut, denke ich. Besonders dann, wenn es dazu führt, dass ich wieder an mich selber glaube und anfange, etwas zu tun. Was das sein könnte? Nun, ich könnte – statt zu beklagen, was alles *nicht* passiert – mir sagen, *was jetzt alles passieren sollte.*

Na ja, wenn ich ehrlich bin, hilft das auch nicht so viel. Ich könnte mich allerdings auch dazu entscheiden, meinen Beitrag zu leisten, dass ein klein wenig von dem auch tatsächlich geschieht. Das, so meine Erfahrung, geht mir leichter von der Hand, wenn ich an mich glaube – also wenn ich weiß, dass ich so etwas *tun* kann. Und dafür habe ich dann doch wirklich ein Lob verdient, oder?!

Ich denke, ein Beispiel wäre möglicherweise hilfreich.

Also, die Situation, wie sie wohl immer wieder einmal vorkommt. Eine Auseinandersetzung. Vorwürfe. Unzufriedenheit. Frust. Rückzug. Jeder schmollt für sich alleine. Ich merke, was ich „eigentlich" möchte. Na ja, das beginnt erst einmal damit, dass ich nicht allein sein möchte, dann möchte ich verstanden werden, dann möchte ich gemocht werden, dann möchte ich in den Arm genommen werden, dann möchte ich, dass meine Partnerin mich versteht und einiges mehr.

Solange ich alleine vor mich hinschmolle, passiert natürlich nichts davon. Im Gegenteil. Also?

Wenn ich nun ein bisschen mehr weiß, was ich möchte – was glaube ich denn, was meine Partnerin möchte? Ja ... vermutlich beinahe dasselbe wie ich, oder? Jedenfalls würde ich das so glauben (*wenn mir an der Beziehung etwas liegt*). Und keiner von uns beiden bekommt das, was jeder von uns glaubt, verdient zu haben.

Ist das nun nicht das Liebenswerte an mir, dass ich so etwas denken kann? Habe ich dafür nicht ein Eigenlob verdient?

Wohlgemerkt – *nur* ein *Eigenlob*. Denn wenn ich erwarten könnte, dass meine Partnerin mich dafür lobt, dann hätten wir wahrscheinlich die ganze Auseinandersetzung gar nicht geführt.

Also, denke ich, ich sollte schön bei mir bleiben und zunächst einmal von mir erwarten, etwas zu tun – und zwar *etwas anderes,* als ich es sonst meist tue.

Jetzt bin ich wieder an dem Punkt, an dem ich schon des Öfteren war – wie sage ich es der anderen?

Und, bitte, ich meine es tatsächlich so: wie *sage* ich es der anderen und nicht: wie sage ich es so, dass die andere dann auch gleich das *macht, was ich mir wünsche.* Das wäre, denke ich, nur die Einleitung eines neuen Kampfes, wer Recht hätte oder wer sich durchsetzen würde.

Gestatten Sie mir einen kleinen Ausflug in die Spieltheorie. Spieltheorie ist ein sehr ernsthaftes Unternehmen, das sich mit dem Miteinander von Menschen beschäftigt, wie Menschen gut zusammenarbeiten. Es gibt da eine interessante Beobachtung: wenn Menschen miteinander zu tun haben, dann können sie nicht anders, als das Verhalten der anderen zu interpretieren, zu deuten, ihm einen Sinn und Zweck zu geben. „Unterzuschieben" wäre sicher ein treffenderer Ausdruck. Und je leichter der Zweck, die Absicht, also die „Motivation" beim anderen zu erkennen ist (je weniger kompliziert sich das Verhalten begründet), desto besser können beide zusammenarbeiten. Sagt die Spieltheorie.

Und ich denke, genau dies würden Sie beide in einer solchen Situation auch machen. Sie schmollen und schieben der anderen Motive, Absichten unter, ohne zu wissen, was an denen dran ist. Sie glauben einfach – und das ist menschlich –, dass Ihre Interpretation der anderen stimmt.

Mit Ihrem Wissen um Ihre Wünsche und Ihrer Interpretation, der anderen würde es genauso gehen, hätten Sie in meinen Augen etwas Großartiges vollbracht – etwas, von dem ich denke, dass es in Beziehungen nicht hoch genug eingeschätzt werden kann: Sie hätten nämlich nach meiner Vorstellung Ihrer Partnerin „unterstellt", sie habe *gute Gründe* für das eigene Verhalten, nämlich den Wunsch, anders mit Ihnen umzugehen wie mit Enttäuschung, dass es Ihnen beiden nicht gelungen ist.

Merken Sie, was passiert? Schön, nicht wahr? Sie haben wieder eine *gemeinsame Grundlage* definiert und gefunden. Nur – im Moment wäre das alles nur in Ihrem Kopf und Ihre Partnerin wüsste noch nichts davon. Auch für diese Erkenntnis hätten Sie – in meinen Augen – ein dickes Lob verdient. Ein weiteres Eigenlob.

Nun könnte es ganz einfach werden, denn Sie haben doch nun eine echte *Wahlmöglichkeit*: möchten Sie Ihr Wissen für sich behalten oder möchten Sie es einfach mitteilen?

Möchten Sie es für sich behalten, dann machen Sie weiter, wie Sie es normalerweise tun. Und Sie werden, da bin ich ziemlich sicher, dann das bekommen, was Sie normalerweise bekommen.

Möchten Sie es mitteilen, dann, denke ich, wären Sie gefordert, *etwas anderes zu tun als normalerweise*. Sie brauchen es nur mitzuteilen. Und bitte, denken Sie daran: mitteilen und nicht davon ausgehen, Ihre Partnerin würde sich nur deswegen gleich anders verhalten. Ich denke, es könnte hilfreich sein, Ihre Idee mitzuteilen – als Idee, als Ausdruck Ihrer Überlegungen und Ihrer Wünsche an die Beziehung und eben keinesfalls als Vorwurf. Das nämlich wäre gewissermaßen tödlich!

Sie können nur von sich reden, über sich selber – und was da helfen und es leichter machen könnte, denke ich, wäre die Idee, dass zu *einem Paar mehr als zwei gehören …*

Reden Sie einfach laut mit sich selber darüber, so dass Ihre Partnerin zuhören kann – und vor allem, dass sie nicht antworten muss. Also wäre es sicher von Vorteil, die andere nicht direkt anzuschauen (das würde zum Antworten einladen). Wenn Sie das gesagt haben, was Sie sagen wollten, können Sie noch laut mit sich darüber reden, was Sie nun tun werden oder tun möchten – und das war's dann.

Gehen Sie einfach wieder oder, wenn Sie über die Idee laut gesprochen hätten, Ihre Partnerin in den Arm zu nehmen, aber nicht wüssten, was geschehen würde, dass Sie vielleicht ein paar Sekunden warten würden und wenn die andere dann lächelt oder nickt, dann würden Sie es sich trauen. Sonst würden Sie erst einmal gehen und in fünf Minuten wiederkommen und schauen, ob sie nun nickt oder lächelt.

Das meine ich, wenn ich denke, Eigenlob hilft vorbeugen – Sie nutzen das, was Sie können, loben sich dafür, tun es und sprechen laut mit sich darüber, damit Ihre Partnerin zuhören kann und somit Zeit bekommt.

Gut, das sollte ich hinzufügen – so etwas garantiert natürlich nicht, dass Sie bekommen, was Sie möchten. Doch eines garantiere ich Ihnen: Sie werden sich zunehmend klarer werden, wie wichtig Ihnen Ihre Beziehung ist, wie wichtig Sie sich sind und was Sie bereit sind, dafür zu tun.

Wie gesagt, das wäre so eine Idee. Es gäbe sicher noch etliche andere, nicht wahr? Und dass Ihnen das auch aufgefallen ist, dafür haben Sie schon wieder ein Lob verdient, oder?

Sex, Drugs and Rock'n Roll II

Oder: Liebe und Sex, wie geht denn das?

Ich weiß nicht, wie es Ihnen geht – ich habe nicht gelernt über Beziehungen zu reden. Noch weniger habe ich gelernt über Liebe zu reden und über Sex – da habe ich gelernt, mir meinen Teil zu denken, aber nicht, darüber zu reden. Schon gar nicht mit anderen. Wohl mit mir, still und leise. Und ich habe gelernt, was „man(n)“ können muss. Das erschien mir – als Junge und später dann als Mann und jetzt als älterer Herr – manchmal ziemlich hart und schwer. Also hielt ich meinen Mund. Nur nicht auffallen. Nur nicht anmerken lassen, dass ich „es“ nicht so kann.

Sie haben es bestimmt gemerkt – ich bin ziemlich schwammig geblieben, habe keine klaren Worte gewählt. „Was“ muss man können? Und was ist „es“? Da wären wir dann mittendrin.

Liebe ist ein Dingwort – also eine Sache, oder? Lieben ist ein Tuwort – also eine Tätigkeit, oder? Sex ist eine Abkürzung von Sexualität – also eine verkürzte Betrachtungsweise, oder? Nur – wie geht das alles zusammen? Ja, das hätte ich auch gerne gewusst. Ich habe keine Ahnung!

Sie können ruhig weiterlesen, denn was ich meine, ist, ich habe keine Ahnung, was andere darunter verstehen. Da könnte es schon losgehen.

Jeder von uns hat so seine ganz besonderen Vorstellungen, was er unter Liebe, unter lieben und unter Sex versteht. Das ist ziemlich klar, denke ich. Nur darüber reden, das tun wir kaum. Wäre ja auch zu peinlich, oder?

Stellen Sie sich einmal den folgenden Dialog vor. Herr Meier trifft Herrn Schulze. „Guten Tag! Wie geht's?" „Danke, gut. Und selbst." „Kann nicht klagen."

Das klingt vertraut, oder. Und nun der nächste Dialog. Dieselben beiden Männer. „Guten Tag! Wie geht's?" „Danke, sehr gut. Habe gerade wunderbar mit meiner Frau gerammelt."

Na – erschrocken? Ich jedenfalls bin das. Jedes Mal wieder. Über Lieben und Sexualität redet man nicht öffentlich und wenn, dann vornehm und zurückhaltend. Es sei denn, „man(n)" ist unter sich. Dann wird schon erwartet, die Sau rauszulassen, zu protzen und anzugeben, was für ein toller Hecht „man(n)" ist, wie „man(n)" die Frauen kreuzweise und so. Schließlich will „man(n)" doch ein „richtiger Mann" sein. Ich weiß nicht, wie Frauen unter sich darüber reden – sicher irgendwie anders, denke ich.

Eines haben Sie sicher wieder gemerkt, nicht wahr. Wenn es um solche „heißen Themen" geht, dann reden Sie vermutlich sehr viel mit sich. Still und leise. Damit niemand etwas hört. Auch nicht Ihre Partnerin. Schade, denke ich dann schon manchmal. Schade, dass ich doch kein ganz richtiger Mann bin und nicht genügend Mut habe – nicht genügend Mut, darüber laut zu reden. Denn so könnte es gehen, denke ich.

Sie werden inzwischen wissen, dass ich Experimente und Gedankenspiele schätze. Deshalb wieder eines. Eine kurze Frage, nein, drei kurze Fragen, denn aller guten Dinge sind drei:

> Was verstehen Sie unter Liebe und was genau tun Sie dann, wenn Sie lieben?
>
> Was verstehen Sie unter Sex und was genau tun Sie dann, wenn Sie Sex haben oder machen?
>
> Wie stehen Liebe, lieben und Sex für Sie in einem Zusammenhang, wenn überhaupt?

Nein, ich möchte jetzt nicht wissen, was Sie sich geantwortet haben, nur ... glauben Sie, dass andere das genau so sehen? Oder anders? Oder wissen Sie es nicht genau?

Ich denke, dass wir alle unsere ganz persönlichen Vorstellungen haben, was lieben und Sexualität für uns jeweils heißt und das, glaube ich, ist auch gut so. Zumindest solange ich nicht daran gehe, meine Vorstellung als allein selig oder glücklich machende zu begreifen und anderen aufzuzwingen. Denn für andere – etwa meine Partnerin – können doch ganz andere Vorstellungen wichtig sein. Und da Sex für einen „richtigen Mann" fast immer auch mit Kraft und Macht verbunden ist, könnte es passieren, dass genau dieser Aspekt schlicht flöten geht. Bei Sex – also der *verkürzten* Betrachtungsweise – wäre der Begriff „in die Hose geht" wohl passender.

Und dieses Dilemma wiegt schwer, sehr schwer, manchmal zu schwer – hat Sexualität (jetzt also die angemessen lange Betrachtungsweise) mit Liebe zu tun oder mit Macht? Ich weiß, ich weiß – Sie werden sagen, das lässt sich nicht so einfach trennen und auseinander halten. Das stimmt schon. Allerdings bin ich der festen Überzeugung, dass ich schon spüre, was bei mir überwiegt. Und „Macht" hat in meinen Augen wenig mit Liebe zu tun, sondern mehr mit unterwerfen oder mit befehlen.

Und das kann meiner Meinung nach nicht lange gut gehen. Das wusste schon und weiß noch immer der Volksmund: „Man kann niemanden zu seinem Glück zwingen." Also könnte es sehr hilfreich sein, es auch gar nicht erst zu versuchen. Und das könnte bedeuten, Raum zu geben, so sein zu dürfen, wie „man(n)" ist. Denn sonst könnte es allzu leicht geschehen, dass „man(n)" sich nur beweisen könnte, indem man seiner Frau zeigt, was „man(n)" kann – allzeit bereit und das führt meist nur zu, ja genau: zu Impotenz. Für einen Mann eine wahre Katastrophe – „Im Bett klappt es nicht mehr! Ich krieg keinen mehr hoch!"

Da frage ich einfach 'mal nach: „Und? Was heißt das für Ihre Liebe?" Oder anders gefragt: „Beweist sich Ihre Liebe dadurch, dass Sie mit Ihrer Partnerin .... (bitte setzen Sie Ihren Begriff ein: schlafen, Liebe machen, ins Bett gehen, vögeln, ficken, rammeln etc.)?"

Es stimmt schon, denke ich, Männer sind anders – Frauen auch. Glücklicherweise. Und wenn Sexualität zur Liebe dazu gehört (das lässt sich kaum bestreiten, oder?) – ja, was genau heißt das für Sie? Und Ihre Partnerin?

Na gut, ich denke, es könnte noch einen Aspekt geben, der zu Missverständnissen einlädt. Was, bitte, heißt Sexualität und Liebe für Sie? Ja, ich weiß, jetzt komme ich doch auf die Antworten auf die Fragen in meinem kleinen Experiment zurück.

Und schon kommt wieder ein kleines Gedankenexperiment:

Seit drei Wochen fehlt Ihnen der Sex. Ja, der Sex. Oder die Liebe? Eben – wissen Sie denn, was Ihnen fehlt? Oft, so habe ich es gehört, beweist sich für den Mann das Zusammengehören darin, mit seiner Frau .... (bitte setzen Sie wieder Ihren Begriff ein: schlafen, Liebe machen, ins Bett gehen, vögeln, ficken, rammeln etc.). Und wenn die Frau keinen Hinweis gibt, dass sie darauf Lust hat, dann schleicht der Mann um sie herum und wartet auf das kleinste Zeichen. Im Alltag geht das meist so:

Sie: Ich merke, er will schon wieder. Aber ich hab einfach keine Lust. Er kümmert sich nicht weiter um mich, sieht gar nicht, was ich auch für ihn mache. Er will nur mit mir ins Bett. Aber das mach ich so nicht mit ...

Er: Ob sie mich noch mag? Ich brauch es doch. Und wenn sie mich wirklich liebt ... Ich nehm sie mal in den Arm, dann wird sie schon wollen ...

Sie: Ach ja, die Tour kenn ich. Wenn ich ihn auch umarme, dann will er mich gleich abschleppen, sonst ist er sauer. Und wenn ich ihn nicht umarme, dann ist er auch sauer. So'n blöder Kerl.

Er: Was stellt sie sich denn bloß so an. So 'ne blöde Kuh.

Mögliche Enden der Geschichte:

Beide sind sauer und verziehen sich zum Schmollen. Beide streiten lauthals. Er wird später die Gelegenheit im Ehebett nutzen, ob sie will oder nicht. Sie wird so ins Bett gehen, dass sie sich im Bett nicht wach begegnen. Oder ganz anders – so, wie Sie es sich ausdenken.

Was hier meist passieren dürfte – genau, Sie wissen schon, was ich meine: Sie werden viel mit sich reden. Sich vermutlich bedauern. Und klagen. Ihre Partnerin beschuldigen. Auf jeden Fall werden Sie sich selber gut verstehen. Wenigstens einer, der Sie versteht, oder?

Und – hat Ihnen das geholfen?

Ich vermute eher nicht. Also – was brauchen Sie? Was hilft Ihnen? Jemand der Sie liebt oder jemand, der das macht, was Sie erwarten? Und – kennen Sie den Unterschied?

Langer Rede, kurzer Sinn: ich habe keine Idee, was *Sie* brauchen und was *Ihnen* gut tut. Denn das wissen *Sie* am besten. So bleibt für mich jetzt nur noch eine Frage an Sie: Wenn Sie wissen, was Sie brauchen und was Ihnen gut tut, dann gehen Sie doch zweifellos, fair wie Sie nun einmal sind, davon aus, dass Ihre Partnerin auch weiß, was sie braucht und was ihr gut tut – ja, wenn das so ist, und ich bin sicher, dass das so ist: Können Sie damit leben, wenn das, was Sie brauchen, sich von dem unterscheidet, was Ihre Partnerin braucht?

Das, denke ich, haben wir alle leider viel zu wenig gelernt – dass es Unterschiede gibt und dass Unterschiede weder gut noch schlecht sind, weder richtig noch falsch, sondern einfach das sind, was sie sind: Unterschiede. Damit leben lernen, das, denke ich, wäre doch ein interessantes Experiment für Ihre Liebe.

Denn wenn es diese Unterschiede nicht gäbe, dann würden sich Männer und Frauen nicht unterscheiden, oder? Und das wollen Sie doch auch nicht, glaube ich.

Es gibt doch, kennen Sie vielleicht, eine ganze Serie von klugen Sprüchen, die alle beginnen mit: „Liebe ist …" Ich will die hier nicht wiederholen. Ich möchte nur einen ergänzen: „Liebe ist, die andere so sein zu lassen, wie sie ist und sie so zu genießen, ohne sie ändern zu wollen."

Glück und Zufriedenheit

Oder: Glück im Spiel, Pech in der Liebe

Mit dem Glück, das scheint mir eine sehr trickreiche Angelegenheit zu sein. Mir kommt es manchmal so vor wie mit dem Wetter: nie richtig oder ganz richtig – es muss immer ein bisschen anders sein.

Und das, wo wir im Grunde doch alle danach streben, ein glückliches und zufriedenes Leben zu führen, vermute ich einfach einmal. Und genau das, denke ich, könnte sich uns in den Weg stellen, wenn wir alles versuchen und uns unter Aufbietung aller Kräfte daran machen, dieses Ziel zu erreichen. Wieso? Nun, ich habe den Eindruck, dass dadurch, dass „man(n)" so auf das Glück schaut, „man(n)" viel eher erkennt, wo es immer noch nicht funktioniert oder wieder einmal hapert, nicht so ganz geklappt hat, schief gelaufen ist. Das könnte, so meine Erfahrung, oft eine eher fatale Folge nach sich ziehen – wir werden sehr empfindsam, manchmal vielleicht sogar übersensibel, für alle Abweichungen, selbst die allerkleinste. Die erkennen wir dann gut, die können wir gut benennen. Und schon vorausahnen oder voraussehen. In der Psychologie spricht man von „Erwartungen" oder von Prophezeiungen. Das Unglück vorauszuahnen, ist dabei eine Form der so genannten „selbst erfüllenden Prophezeiungen."

Im Übrigen erscheint mir das überhaupt nicht ungewöhnlich. Ich vermute, Ihnen dürfte es ähnlich wie mir ergangen sein – sobald ich einen Fehler gemacht hatte, wurde ich darauf aufmerksam gemacht. Wenn es lief – das war doch beinahe selbstverständlich oder, pointiert formuliert, nicht der Rede wert.

Und so habe auch ich lange Zeit gedacht, dass es reichen könnte, auf Fehler hinzuweisen, in der guten und besten Absicht, sie zu korrigieren und dass es kaum nötig ist, das zu benennen, was gut ist oder gut läuft.

Ich denke inzwischen, hier könnte ich einem ziemlich schrecklichen Irrtum erlegen sein. Wie gesagt: könnte.

Wenn ich mir vorstelle, meine Partnerin würde nie oder sehr selten ein lobendes Wort über mich und zu mir „verlieren", dann wäre ich mir sehr bald unsicher, was ich davon halten sollte. Ich habe inzwischen gelernt, meine Abhängigkeit zu akzeptieren und manchmal auch zu formulieren: ich bin abhängig von Lob und Wertschätzung und zwar ausdrücklichem Lob und ausgesprochener Wertschätzung. Und Sie?

Nehmen Sie sich ruhig einen Moment Zeit, darüber nachzudenken.

Ich möchte Ihnen eine kleine Geschichte erzählen zum Thema Lob und Anerkennung und wie ich gelernt habe, damit umzugehen. Ich erinnere mich noch gut daran, was mit mir geschah, als ich „einfach so" von jemand anderem gelobt wurde. Ich freute mich, allerdings hielt diese Freude nicht lange an. War eher ziemlich kurz. In mir keimte nämlich fast sofort die Saat des Misstrauens auf: „Was will der von mir? Was führt der im Schilde?"

Oh ja, es war eine beschwerliche Übung für mich, Lob „einfach so" anzunehmen, mein Misstrauen zurückzustellen, mich schlicht und einfach darüber zu freuen. Inzwischen habe ich da einiges hinzugelernt. Und stoße damit oft noch auf Irritationen. Dann lächele ich.

Was das alles mit Paarbeziehungen zu tun hat? Nun, ich frage Sie einfach 'mal: „Wann haben Sie Ihre Partnerin das letzte Mal gelobt? Aber nicht wegen irgendwelcher besonderen Leistungen, sondern ,einfach so', weil sie Ihre Partnerin ist. Wann?"

Ich könnte die Frage auch umdrehen: „Wann sind Sie das letzte Mal von Ihrer Partnerin gelobt worden? Ja, einfach so, nicht wegen besonderer Leistungen."

Wenn Sie jetzt skeptisch sind, das Ganze ein bisschen als „Kinderkram" ansehen, meinen, „man(n)" könne doch nicht „einfach so" loben, das müsse doch ehrlich sein und von Herzen kommen – da stimme ich Ihnen voll zu. Sie hätten in diesem Falle interessante Aussagen über sich selber gemacht. Und mehr über sich zu wissen und es sich ehrlich einzugestehen, finde ich nicht nur gut und wunderbar, sondern sehr lobenswert.

Und „Kinderkram", wenn ich diesen Begriff einmal aufgreife, finde ich ebenfalls lobenswert, hilfreich und ein gutes Modell. Wie ich überhaupt meine, dass Kinder ein gutes Modell sein können, denn sie machen aus ihrem Herzen keine Mördergrube. Was, da wäre ich jetzt auf Ihre Antwort neugierig, wenn Sie ein wenig von Kindern übernehmen würden? Nein, nicht kindlich werden, sondern spielerisch?

Haben Sie Erwachsene beobachtet, wenn sie miteinander spielen. Gesellschaftsspiele zum Beispiel. Oder Karten. Und zwar längere Zeit.

Da passieren manchmal merkwürdige Dinge. Es wird gelacht, geschimpft, gedroht, mit dem Körper gesprochen – vieles, was im „gesitteten Alltag“ nie passiert. Hier ist es erlaubt, manchmal auch erwünscht, denn alles erfolgt unter dem Etikett „Spiel“.

Insofern, denke ich, könnte dieses Etikett eines der besten Möglichkeiten und Hilfsmittel sein, sollten einmal Schwierigkeiten auftreten – „spiel 'mal wieder.“

Eines der schönsten und anregendsten Spiele, wie ich finde, könnte das Spiel sein „Erste Liebe“ oder „Flitterwochen“.

Sie können sich schon denken, wie es geht, denn der Name ist ja verräterisch. Beim Spiel können wir „so tun, als ob“, denn das ist ein wesentliches Element des Spiels. Im Kino, im Theater, im Fernsehen ist uns das sehr klar. Das Liebespaar in der Hollywood-Schnulze ist gar keines. Die sind nur eingekauft. Die tun nur so, als ob – und dennoch können wir uns der Wirkung nicht entziehen. Wir reagieren auf das „so tun, als ob“. Mit Zustimmung, Ablehnung, mit Wünschen, mit Kritik – irgendwie. Und gerade beim Liebespaar, das „so tut, als ob“, so geht es mir jedenfalls, fallen mir etliche Sachen auf, zu denen ich sagen würde: „Oh, das wäre schön, wenn …“ Ja, wenn das in meinem Leben auch so oder ein bisschen so sein könnte.

Das, denke ich, könnte eine schöne Einladung an mich selber sein, in meinem Alltag einfach mal „so zu tun, als ob". Wenn ich nach Hause komme, dann tue ich so, als träfe ich zum ersten Mal auf meine erste Liebe – und das würde dann bedeuten, ich hätte ein solches Verhalten an den Tag zu legen. Eben: „so tun, als ob".

Klar, es könnte passieren – und es würde vermutlich passieren, da Ihr Partnerin so etwas von Ihnen gar nicht erwartet hat (oder etwa schon nicht mehr erwartet?). Nun ja, die erste Liebe reagiert leider nicht immer so, wie Sie es sich wünschen. Nur bleibt sie trotzdem Ihre erste Liebe, und Sie werden sich doch durch ein skeptisches Verhalten nicht gleich ins Bockshorn jagen lassen, oder?

Deshalb der Spruch, der Spielern gesagt wird, die verlieren, jetzt anders herum formuliert: Pech im Spiel, Glück in der Liebe. Anders gesagt, wenn das Spiel nicht funktionieren sollte – dann hätten Sie Glück in der Liebe und Ihre Partnerin steht Ihnen gegenüber. Und wenn das Spiel funktioniert, dann, so würde ich vermuten, hätten Sie alle beide viel Spaß und Freude und würden beweisen, dass ein solcher Spruch für Sie nicht gilt. Und im übrigen – egal, was geschieht, ich denke, es ist alles nicht so schlimm und ernst. *Es ist ja nur ein Spiel.* Und das lässt sich wiederholen.

Zurück zum Glück. Sie erinnern sich an einen Allgemeinplatz: Männer und Frauen sind unterschiedlich. Vielleicht ja auch in Hinblick auf „Glück und Zufriedenheit" ... Da könnte die Mengenlehre helfen. Die Mengenlehre für einfache Geister, nicht für Vollmathematiker. Wenn Männer und Frauen vielleicht unterschiedliche Vorstellungen von Glück haben, dann wäre es doch wunderbar, wenn sich ein Teil der beiden Vorstellungen ergibt, wo sich beide Vorstellungen überschneiden. – in der Mengenlehre wäre das eine Teilmenge. Dann wäre zu fragen, was diese ausmacht, wie sie sich nutzen lässt und ob sie ausreicht.

Das würde zugleich bedeuten, dass immer nur ein Teil meiner Vorstellungen verwirklicht werden könnte, einen anderen Teil könnte ich nur ohne meine Partnerin verwirklichen. Das wäre schade, aber nicht zu ändern, oder? Und das wären dann doch auch Aspekte in der Beziehung die mich neugierig machen würden – und das, so denke ich, wären gute Gelegenheiten, sich über das Glück – der anderen – auszutauschen. Und dann an ihrer Freude teilzuhaben. Denn wie sagt der Volksmund: geteiltes Glück ist doppeltes Glück.

Liebesspiele – anders

Oder: Ein bisschen Spaß darf sein

Nun habe ich Sie schon ein wenig in eines meiner „liebsten“ Themen eingeführt: spielen. Und ich möchte Sie noch ein wenig weiter da hinein führen, in der Hoffnung, dass Sie Freude und Lust haben, mich dabei zu begleiten.

Ein Kollege hat einmal die Frage gestellt, was denn wohl ein „chronisches Problem“ sei. Nun ja, benennen können Sie sicherlich einige, vielleicht auch einige in der Beziehung zu Ihrer Partnerin. Kleinere oder größere. Dieser Kollege hatte eine, wie ich inzwischen finde, hoch interessante Definition. Er meinte nämlich kurz und trocken, ein chronisches Problem wäre eines, über das Sie noch nicht lachen könnten.

Sind Sie auch überrascht?

Das war ich auch und anfangs leuchtete mir das überhaupt nicht ein. Im Gegenteil. Ich fand diese Erklärung, ehrlich gesagt, ziemlich dünn. Im Laufe der Zeit, je mehr ich darüber nachdachte und je mehr ich mich auch 'mal meinen chronischen Problemen zuwandte, desto mehr gewann diese Erklärung an Überzeugungskraft. Ich musste dann manchmal lächeln und merkte, dass jedes Lächeln meine Position und meine Beziehung zu meinen chronischen Problemen änderte.

Ich komme wieder einmal auf den Titel dieses Büchleins zurück: *Zu einem Paar gehören mehr als zwei ...* Eben: Sie, Ihre Partnerin, die „inneren Stimmen" und – mehr oder weniger – Ihre chronischen Probleme. Und wenn Sie über die ein wenig lächeln können, dann, so denke ich, erreichen Sie etwas beinahe Wunderbares, fast schon Zauberhaftes: Ihre Beziehung zu Ihren chronischen Problemen wird auch ein wenig wertschätzend(er), oder? Ein Lächeln wirkt eben. Und das könnte zur Folge haben, dass sich auch ein chronisches Problem ein wenig wohler fühlt – es wird nämlich nicht mehr nur kritisiert und bekämpft, sondern es wird auch ein wenig gemocht. Und wenn jemand gemocht wird, dann, ich glaube, das wissen und kennen Sie selber auch, dann fällt es meist viel leichter, sich zumindest ein bisschen zu ändern. Allein schon, um dem oder der anderen auch ein wenig zu gefallen.

Was könnte das praktisch heißen?

Nun, zunächst einmal setze ich auch bei Ihnen – bei mir weiß ich, dass das so ist – zwei Dinge voraus: (1) Sie sind an einer guten Beziehung zu Ihrer Partnerin interessiert und (2) Sie haben zumindest ein wenig Spaß, wenn Sie spielen (dürfen). Ja? Wunderbar! Dann kann's ja losgehen.

Ein Spiel kennen Sie sicher schon. Das habe ich schon erwähnt. „Beziehung zu dritt". Das macht immer wieder Spaß. Also, wenn es wieder einmal „Stress" in der Beziehung gibt, und Sie, warum auch immer, kritisiert werden – natürlich fühlen Sie sich dann ungerecht behandelt und wenig gewürdigt – dann wäre ein guter Zeitpunkt. Die Spielregel ist relativ einfach und besteht nur aus drei Punkten:

1. Ihre Partnerin hat völlig Recht.
2. Sie selber trifft ebenfalls keine Schuld, denn Schuld hat „der Dritte im Bunde", heißt der nun „schlechte Laune", „Stress", „Bully" oder wie auch immer.
3. Sie können gemeinsam mit Ihrer Partnerin auf den „Dritten im Bunde" schimpfen und auch sagen, was Sie alles lieber täten, wenn „der Dritte im Bunde" nicht wäre.

Verstanden? Dann viel Spaß beim Spiel.

Ein anderes Spiel, das sehr schnell sehr überraschende Wirkungen zeigt, könnte ich „tun statt reden" nennen. Auch dieses Spiel hat ganz wenig Regeln, im Grunde nur eine einzige: Sie zeigen in Ihrem Verhalten das, was das Verhalten der Partnerin bei Ihnen auslöst. Allerdings nicht kritisierend, sondern wertschätzend.

Also, praktisch. Eine Auseinandersetzung. Sie fühlen sich getroffen von dem, was Ihnen vorgeworfen wird. Wie und wo getroffen? Ein richtiger Niederschlag? Dann gehen Sie doch zu Boden, mit Stöhnen und schmerzverzerrtem Gesicht. Rufen Sie um Hilfe. Bitten Sie um ein Glas Wasser, einen Verband. Spielen Sie.

Ich bin sicher, Ihnen fallen noch viele andere Dinge ein, denn Sie kennen sich und Ihre Partnerin doch am besten. Die Herausforderung, denke ich, besteht darin, einfach *„etwas anders"* zu machen, statt „mehr desselben". Im Grunde ganz einfach. Deswegen aber nicht leicht und in der Praxis manchmal schwer umzusetzen.

Das, denke ich, ist das ganze Geheimnis, Auseinandersetzungen auseinander zu kriegen – das Spiel *„anders"* zu spielen und so wieder *andere Freude* zu finden. Da können Sie von Kindern sehr viel lernen. Und vor allem könnte ein Spiel eine wichtige Lektion verdeutlichen: es gibt nichts, was Sie tun *müssen*, aber es gibt ungeheuer viel, was Sie tun *können, wenn Sie denn wollen.*

Und noch ein Punkt könnte wichtig sein, über den es lohnt, einmal *„anders"* nachzudenken. Immer unter der Voraussetzung, dass die oben genannten zwei Punkte gelten: (1) Sie sind an einer guten Beziehung zu Ihrer Partnerin interessiert und (2) Sie haben zumindest ein wenig Spaß, wenn Sie spielen (dürfen).

Wie erklären Sie sich, dass Sie und Ihre Partnerin sich manchmal in der Wolle haben – auf eine Art, die keiner von Ihnen möchte? Jetzt bin ich auf Ihre Erklärung gespannt. Meine kennen Sie ja schon. Ich wiederhole Sie hier einfach noch einmal:

> Oft nämlich kann es einfach so sein, dass Sie so verzweifelt sind, weil das, was Sie sich gewünscht haben, nicht eingetreten ist – im Gegenteil. Und Ihre Wut wäre dann nur Ausdruck davon, wie stark Ihr Wunsch tatsächlich ist, das bekommen zu wollen. Oder noch deutlicher: je wütender oder niedergeschlagener Sie sind, desto stärker, so würde ich spekulieren, ist Ihr Wunsch, dass es ganz *anders* hätte kommen sollen. Ist es aber nicht.

Das, finde ich, könnte eine wunderbare Erklärung sein – denn es geht meiner Meinung nach dann um nichts anderes als um Enttäuschung.

Enttäuschung, weil etwas *nicht* geschieht. Es geschieht nämlich *nicht*, dass Ihre Partnerin Ihnen deutlich macht, dass sie Sie schätzt, gern hat, Sie liebt usf. Und ich finde es sehr naheliegend, dass Ihre Partnerin sich sehr ähnlich fühlen könnte. Auch wenn ich mich bei Frauen nicht so auskenne. Aber ich würde einfach davon ausgehen. Und dann sollte doch klar sein, welchen Hintergrund eine Auseinandersetzung hat – nämlich klarzumachen, dass eine Liebesbekundung *dringendst* angesagt ist. Anders formuliert: der Streit, die Auseinandersetzung ist für Sie beide die Bitte, gesagt zu bekommen, dass Sie geliebt werden. Nichts einfacher als das – sagen Sie's einfach. Oder noch besser: zeigen Sie es auch.

Bitte – jetzt widersprechen Sie mir nicht gleich. Denken Sie daran, wir reden über Spiele, Liebesspiele *anders*. Und wir reden davon, unerfreuliche Spiele anders zu spielen. Wenn Sie das nicht wollen – in Ordnung, dann spielen Sie Ihr altes Spiel weiter. Wenn Sie dazu keine Lust haben, können Sie, wenn Sie wollen, die Situation nutzen – jetzt wäre dringend und beste Zeit für eine „theatralische" Liebeserklärung.

Ja, Sie haben richtig gelesen – eine „theatralische Liebeserklärung". Sie spielen schließlich, da können Sie ruhig ein bisschen aus sich herausgehen. Nicht so platt und dünn wie sonst im Alltag. Theater eben. Gutes Theater. Ein gutes Schauspiel. Zum Beispiel, indem Sie plötzlich Ihren rechten Arm ausstrecken, die Hand nach oben und „Stopp! Stopp!“ rufen. Und mit den Worten „Moment, ich bin gleich wieder da!“ laufen Sie aus dem Zimmer, holen sich irgendwoher eine bequeme Unterlage, Decke, Handtuch, Kissen, kommen zurück, legen diese Unterlage Ihrer Partnerin zu Füßen, fallen darauf auf die Knie, blicken strahlend nach oben mit den Worten „Ich liebe dich“ und noch ehe Ihre Partnerin etwas sagen kann, fahren Sie fort „Und jetzt hilf' mir bitte hoch, allein schaff' ich das nicht mehr ...“

Das, denke ich, wäre ganz schön theatralisch. Und ich hätte die Vermutung, dass es Ihnen beiden zumindest ein wenig schwer fallen könnte, ernst zu bleiben. Ein Lächeln lässt sich hier meist nicht vermeiden. Ja – ein Lächeln!

Das sind so ein paar Sachen, von denen ich meine, sie könnten hilfreich sein und darüber hinaus auch ein wenig Spaß machen. Denn gibt es etwas Schöneres, als gemeinsam zu lachen? Ich weiß, diese Frage stelle ich eher rhetorisch. Entschuldigung.

Und wenn Sie beide Lust an solchen Spielen haben – dann inszenieren Sie doch einfach einmal Ihr Improvisationstheater, wenn Sie unterwegs sind, bei Freunden, beim Einkaufen, auf einer Fete. Da gibt es dann meist noch Beifall.

Und noch mehr Freude. Und Sie beide, Sie und Ihre Partnerin, haben gezeigt, was für ein gutes Team Sie sind. Wie gesagt – ein bisschen Spaß darf nicht nur sein, er sollte auch sein. Vielleicht hilft auch ein Plakat an Ihrer Haus- oder Wohnungstür: „Heute schon gelacht?"

Was du nicht willst, das man dir tu ...

Oder: Deine Sicht könnte ja auch gelten ...

Wie lange leben Sie schon mit Ihrer Partnerin zusammen? Ich bin gespannt, ob Sie das schnell sagen können, auch noch wissen, wann, wo und wie Sie sich kennen gelernt haben. Wissen Sie noch, weshalb Sie auf diese Frau geflogen sind? Weshalb Sie auf diese Frau gekommen sind und nicht auf eine andere? Welche guten Gründe gab es für Sie, mit dieser Frau zusammen sein zu wollen?

Ich denke, da wird Ihnen schon ein wenig zu einfallen. Auch heute noch. Nur könnte ich die Frage auch einmal anders herum stellen: Was findet Ihre Frau an Ihnen, dass sie mit Ihnen zusammen sein möchte? Damals wie heute?

Na ja, ich wünschte, ich könnte Ihre Antwort hören, dann könnte ich nämlich sagen, wie zufrieden *ich* mit Ihrer Antwort wäre. Meist tun wir uns schwer damit und sprechen von sehr allgemeinen Dingen. Mich würden natürlich die kleinen konkreten Sachen interessieren.

Na gut, jetzt haben Sie wieder einmal eine Idee, welches Gründe dafür sein können, dass Sie beide zusammen sind. Wenn diese Gründe *Sie* nach wie vor überzeugen, dann haben Sie wirklich *gute Gründe* gefunden. Und ich könnte Sie fragen, wenn es zu Konflikten und Auseinandersetzungen mit Ihrer Partnerin kommt – wie gut erinnern Sie sich in genau dieser Situation an diese guten Gründe?

Ich könnte auch so fragen: wenn es in Ihrer Beziehung nicht läuft, was tun *Sie – ja: Sie* – dann von dem, von dem Sie wissen oder vermuten, dass Ihre Frau gerade das an Ihnen schätzt?

Wozu ich Sie einladen möchte, ist, sich einfach ab und zu in die Position Ihrer Partnerin zu stellen und aus deren Sicht zu schauen. Im Grunde ein unmögliches Vorhaben, denn Männer können einfach nicht so gucken wie Frauen. Das weiß ich wohl. Aber ich denke, es geht auch gar nicht darum, es „genau so" zu sehen, sondern es geht vielmehr darum, Ihrer Partnerin zu zeigen, dass und wie Sie sich bemühen, auch ihre Perspektive im Blick zu behalten.

Schließlich sollte, denke ich, in einer Beziehung nicht gelten, Auge um Auge, Zahn um Zahn, oder? Was du nicht willst, das man dir tu, das füg auch keinem anderen zu, wäre eine passendere Maxime. Vielleicht auch: ich mache das dir zum Gefallen, weil ich dich liebe.

Diese Idee, einmal mit den Augen der Partnerin zu schauen, könnte sich gut nutzen lassen, denke ich, wenn Sie Auseinandersetzungen verringern oder leichter machen möchten. Ich hätte dazu ein paar Ideen, zusätzlich zu denen, die ich Ihnen schon genannt habe. Manche vielleicht ein wenig ungewöhnlich, aber es geht ja immer darum, etwas *anders* zu machen. Vorausgesetzt, Sie möchten es anders haben.

Meine Erfahrung ist die, dass Gespräche über, nenne ich es einfach: konflikthafte Themen dann leicht „außer Kontrolle" geraten können, wenn es plötzlich darum geht, was „wirklich stimmt" oder „wer wirklich Recht" hat. Das kommt mir dann immer vor wie bei der Münze: Adler oder Zahl – und niemand denkt an die Schmalseite. Wir sind, denke ich, so aufgewachsen, dass es immer das Richtige oder Wahre geben muss. Da fällt mir sofort das Glas Wasser ein. Sie kennen das sicher. Das Glas ist bis zur Hälfte gefüllt. Und jetzt kommt meine Frage mit der Bitte um die *richtige* Antwort: Ist das Glas halb voll oder halb leer?

Ja, gar nicht so einfach zu beantworten, oder? Ich könnte Ihnen eine vielleicht überraschende Antwort geben. Wenn ich Durst habe und das Glas enthält genau das Getränk, auf das ich Appetit habe, nehme ich das Glas, trinke es aus, halte es wieder hin und sage: „Bitte noch eins!"

Was ich damit sagen möchte – es gibt immer mehr als nur zwei Möglichkeiten. Denke und glaube *ich*. Und ich denke, es könnte nicht unbedingt darauf ankommen, wer denn wirklich Recht hätte, sondern darum, wie Sie mit den unterschiedlichen Auffassungen so umgehen können, dass Sie gemeinsam vorankommen. Das, denke ich, haben wir viel zu wenig gelernt.

Deshalb könnte es vielleicht hilfreich sein, wenn Sie in ein solches Gespräch mit Ihrer Partnerin geraten, die Sitzordnung zu ändern und zwar so, dass Sie sich nicht Auge in Auge gegenüber sitzen. So etwas lädt eher dazu ein zu reden und es lädt weniger dazu ein, einfach zuzuhören. Also eine Position Rücken an Rücken, sich nicht angucken, allerdings den anderen körperlich spüren. Eine verrückte Geschichte, so zu reden. Es geht ja auch darum, *anders* miteinander zu reden.

Eine noch nettere – und wie ich finde: wertschätzendere – Art, ein solches Konfliktgespräch zu führen, könnte die sein, eine Eieruhr dabei zu haben und nach jeder Äußerung erst dann zu reagieren, wenn dreißig Sekunden vergangen sind. Schließlich möchte ich mir nur ungern nachsagen lassen, ich würde nicht nachdenken, bevor ich etwas sage. Und dreißig Sekunden wären doch eine schöne Zeit zum Nachdenken.

Und eine weitere Variante, die ich, das muss ich gestehen, noch nicht ausprobiert habe: wieder die Eieruhr. Zeiteinstellung: zehn Minuten. Dann klingelt die Eieruhr. Pause des Gesprächs. Zeit wird wieder auf zehn Minuten gestellt. Und jetzt wechseln Sie beide innerlich die Plätze: Sie nehmen die Position Ihrer Partnerin ein und Ihre Partnerin die ihre. Nach zehn Minuten klingelt die Eieruhr. Jetzt hat jeder von Ihnen noch Zeit für ein zweiminütiges Abschlussstatement, ehe Sie vereinbaren, dieses Gespräch zu beenden und morgen fortzusetzen.

Aber, werden Sie sagen, wir sind dann doch vielleicht noch gar nicht zu einem Ergebnis gekommen … Könnte sein, würde ich dann sagen, aber wo steht geschrieben, dass man immer zu einem Ergebnis kommen muss? Manchmal kann es auch ganz hilfreich (und erleichternd) sein zu wissen, dass ein Gespräch nach vierundzwanzig Minuten vorbei ist und dass es später eine neue Gelegenheit gibt, im Gespräch zu bleiben. Und außerdem – Sie wünschen sich doch, dass Sie beide gut miteinander auskommen, oder? Und vierundzwanzig Minuten unterschiedlicher Meinung zu sein, erscheint mir einfacher auszuhalten, als nach zwei Stunden mit dem Gefühl aufzuhören, nicht verstanden zu werden.

Jetzt kommt ein Sprung. Zurück an den Anfang dieses Kapitels. Da haben Sie sich Gedanken gemacht über die guten Gründe aus Ihrer Sicht und aus der Sicht Ihrer Frau, dass Sie beide diese Beziehung möchten. Da würde ich gerne anknüpfen.

Nehmen Sie sich eine Skala vor, eine von 1 bis 10, wobei „1“ bedeutet, meine Beziehung ist am Ende und „10“ bedeutet, meine Beziehung ist phantastisch, besser kann sie gar nicht sein. Welchen Wert geben Sie Ihrer Beziehung?

Schauen Sie ihn sich an – wie zufrieden sind Sie damit? Ja, genau, auch auf einer Skala von 1 bis 10, wobei „1“ heißt völlig unzufrieden und „10“ absolut zufrieden.

Jetzt wissen Sie, wo Sie stehen. Wenn Sie zufrieden sind: wunderbar. Wenn Sie nicht zufrieden sind, dann könnten Sie sich folgende Frage stellen: Was kann *ich* tun, damit meine

Zufriedenheit in der Beziehung ein bisschen besser wird, vielleicht einen halben oder einen Punkt? Gut – damit hätten Sie dann Ihr Programm. Und wenn Sie Lust haben, dann können Sie Ihrer Partnerin von diesem kleinen Test und Ihrem Programm erzählen.

Sie können diese Übung auch erweitern und zwar mit der Frage: Auf einer Skala von 1 bis 10, wobei „1" bedeutet, meine Beziehung ist am Ende und „10" bedeutet, meine Beziehung ist phantastisch, besser kann sie gar nicht sein. Welchen Wert, denken Sie, wird Ihre Frau der Beziehung geben?

Und weiter geht's: Auf der schon genannten Zufriedenheitsskala – wie zufrieden, denken Sie, ist Ihre Frau? Und wie zufrieden, denken Sie, ist sie damit?

Wenn Sie denken, Ihre Partnerin ist zufrieden, wunderbar. Ich würde Ihnen empfehlen, darüber mit Ihrer Frau zu reden – und aufzupassen, dass es ein freundliches und wertschätzendes Gespräch bleibt.

Wenn Sie denken, Ihre Partnerin ist nicht zufrieden, dann würde ich Ihnen empfehlen *sich selber* folgende Frage zu stellen: Was kann *ich* tun, damit die Zufriedenheit meiner Partnerin in der Beziehung ein bisschen besser wird, vielleicht einen halben oder einen Punkt?

Darüber, denke ich, ließe sich wieder gut reden. Auch wenn es Ihnen vielleicht nicht ganz leicht fallen sollte. Deshalb sprechen Fachleute ja auch von Beziehungsarbeit. Arbeit – da wäre die Frage nach dem Lohn auch zu stellen. Oder die Frage nach der Belohnung. Aber die kann ich Ihnen nicht beantworten.

Beziehungsarbeit

Oder: Warum schwer, wenn's auch leichter sein kann?

Jetzt habe ich Sie mit ein paar Ideen vertraut gemacht, die mir so durch den Kopf spuken, wenn ich an Paarbeziehungen denke. Aber glauben Sie bitte nicht, dass das bedeutet, bei mir wäre alles nur wunderbar. Durchaus nicht. Der Alltag lenkt mich oft ab, fordert meine Kraft und Aufmerksamkeit. Ich habe allerdings eine Lektion inzwischen ganz gut gelernt, so dass ich diesen Abschnitt gerne nutzen möchte, Ihnen von meinen Lernerfolgen, Lernschritte wäre wohl treffender, zu erzählen – einfach, um Ihnen noch mehr Mut zu machen.

Die Idee, dass zu einem Paar mehr als zwei gehören, war mir sehr hilfreich. Wenn ich mich ärgerte, frustriert, sauer und unzufrieden war, irgendwann, leider manchmal etwas spät, erinnerte ich mich daran, dass dies alles eben Teile von mir sind und dass ich auch noch andere Teile hatte *und habe*. Das hat mich dann immer wieder ein wenig ruhiger gemacht.

Dasselbe half mir auch, wenn mich etwas an meiner Partnerin ärgerte – ich merkte dann sehr rasch, dass sie „mehr" war als nur das, was mich im Moment ärgerte. Und, ich muss gestehen, ich habe auch gemerkt, dass dieser Ärger immer etwas mit mir zu tun hatte, nie mit ihr. Er zielte auf *meine* Gefühle, *meine* Wünsche, *meine* Sehnsüchte. Das war eine Lektion, die zu lernen mir als Mann nicht so ganz leicht fiel.

Inzwischen kann ich diese Idee, mehr als das zu sein, was gerade beobachtbar ist, genießen. Sie hilft mir, mich daran zu erinnern, was noch alles möglich sein könnte, welche Vielfalt – und welche Fähigkeiten – noch irgendwo schlummern und zum Leben erwachen könnten. In mir! Das hat mich manchmal, ich gestehe, auch richtig stolz auf mich gemacht.

Nur – und das könnte die Rückseite der Medaille sein – diese Idee machte mir dann auch unübersehbar deutlich, dass ich für das, was ich bekomme oder nicht bekomme, selber verantwortlich bin.

Da stecke ich mittendrin im Alltag. Der Alltag ist durchaus kein Zuckerschlecken und ich muss des Öfteren Dinge tun, die mir nicht unbedingt gefallen oder Freude machen. Inzwischen habe ich daraus sehr viel gelernt – Alltag, wie ich ihn erlebe, ist eben auch nur *meine* Art, ihn zu sehen. Und was gehört alles zum Alltag? Klar, die notwendigen Tätigkeiten, damit ich mir meine Brötchen kaufen kann. Und meine Beziehung? Und das, was mir daran gefällt? Gehört das auch zum Alltag?

Ich habe mitbekommen, dass ich einiges machen und sogar beeinflussen kann, indem ich meine Aufmerksamkeit und mein Ziel *anders* betrachte. Die Gelegenheit, nach getaner Arbeit nach Hause zu kommen, die Zweisamkeit zu genießen – ja, mit klaren Vorstellungen, was dann passiert – das hat mir ein bisschen (mehr) Freude im grauen Alltag gegeben.

Insofern, denke ich, könnte es helfen, zu schauen, wohin ich schaue. Das heißt nicht, vom Schlechten weggucken, so tun, als gäbe es das nicht. Nein, ich denke an die Idee der Vielfalt. Es gibt das und das und jenes. Alles zusammen macht erst die ganze Figur.

Was ich meine, ist, dass ich gelernt habe, die „Ausschließlichkeit" zu relativieren. Klingt ein wenig unverständlich oder abgehoben? Stimmt. Nur habe ich noch keinen besseren Begriff gefunden.

Wenn ich sauer bin – mich über meine Partnerin ärgere, über das was sie tut oder meist: eben nicht tut – dann gewinnt dieses Sauer-Sein oft ein eigenes Leben, neben dem es nichts anderes zu geben scheint. Das meine ich mit Ausschließlichkeit. Nur gibt es immer etwas daneben – z.B. meine Partnerin. Wenn es sie nicht gäbe, dann würde ich mich auch nicht über sie ärgern. Und ich müsste auf vieles Angenehme und Wünschenswerte verzichten. Klar, oder?

Wenn es mir gelingt, auch dies zu sehen, dann relativiert sich meine Ausschließlichkeit des Ärgers. Dann kommt ein bisschen Freude auf – dass es meine Partnerin gibt. Und sofort bemerke ich, dass es mehr gibt als nur meinen Ärger. Und dann, ja dann bedanke ich mich manchmal bei meinem Ärger, da er mir die Augen geöffnet hat und ich auch wieder das sehe, was ich mir wünsche.

Das alles hat mir vor Augen geführt, dass es mir meist schlechter geht, wenn ich nur zwischen zwei Möglichkeiten entscheiden kann: entweder – oder. Sauer oder freudig. Schwarz oder weiß. Bei der Idee der Vielfalt, der vielen unterschiedlichen Teile spielt immer beides eine Rolle – und ich kann hin- und herpendeln. Und eine Rolle spielen. Theater. Eine Komödie. Oder ein Trauerspiel. Oder nur Zuschauer sein.

Das hat es mir leichter gemacht. Und ich habe dabei gelernt, das im Auge zu behalten, was mir gefällt. Denn darum geht es – zumindest mir. Wenn ich mich nicht auf den Weg mache, das Ziel, das mir wichtig ist, zu erreichen, wenn ich gar das Ziel aus dem Auge verliere – ja, warum soll ich mich dann bewegen?

Auch das gehört für mich zur Aufmerksamkeit – das wahrzunehmen und zu erkennen, was mir gefällt, was mir gut tut und was passiert, wenn es eintritt. Und was ich tue, wenn es eintritt. Das, denke ich, könnten wunderbare Geschichten sein, die ich erzählen könnte, wenn ich denn wollte. Und, Sie haben es bemerkt, es wären dann alles gewissermaßen Erfolgsgeschichten.

Ja, ein bisschen könnte dies alles wie eine Predigt klingen, wie eine Anleitung zum Glücklichsein. Dabei wissen Sie genau so gut wie ich, dass der sicherste Weg, unglücklich zu werden, der ist, immer glücklich sein zu wollen. Immer glücklich sein – das wäre für mich ein zu großes Wunder. Zumal ich dann vermutlich sehr stark darauf schaue und das besonders bemerke, wenn ich nicht wirklich glücklich bin. Ich denke, ich würde dann eher zu einem Unglücklich-Sein-Erkenner.

Oft glücklich sein, das wäre das Leben, das ich mir wünsche. Also schaue ich darauf, was ich tue, wenn ich glücklich bin. Und wie ich dann mit meiner Partnerin umgehe und sie mit mir. Wenn ich das weiß, dann kann ich es dann, wenn es mir schlecht geht, einfach wiederholen – so tun, als ob. Sie erinnern sich, oder?

Insofern bin ich wieder bei den Regeln gelandet, die auch im therapeutischen Alltag hilfreich sind und die, wie ich finde, eine hervorragende Leitlinie sein können, mein eigenes kleines Glück ein wenig *leichter* zu gestalten, wobei ich Ihnen zum Abschluss nur zwei nennen möchte – und wenn Sie es genau bedenken, werden Sie sicher merken, dass diese beiden Regeln das ganze Büchlein durchziehen und bestimmen:

Wenn etwas funktioniert,
mach' mehr davon!

Wenn etwas nicht funktioniert, hör'
auf damit! Mach' etwas anderes!

In der gleichen Reihe ist erschienen:

Jürgen Hargens

Kinder, Kinder ... oder: wer erzieht wen ... und wie

Gedanken, Erfahrungen, Ideen eines Vaters

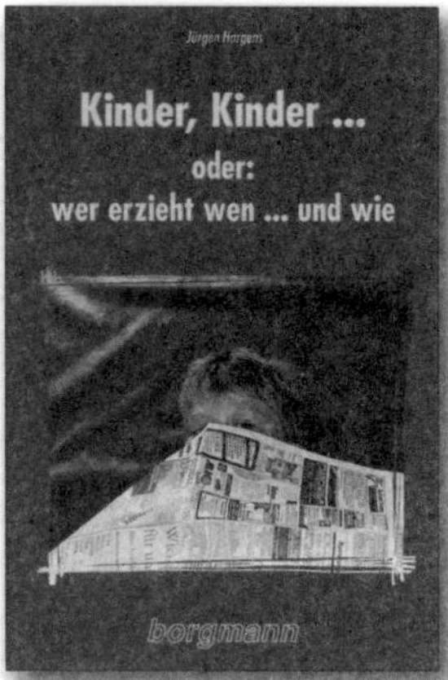

„Die meisten Erziehungsratgeber sind voller guter Ratschläge für Eltern ... doch (leider) verhalten sich Eltern und Kinder nicht wie es im Buche steht.

Jürgen Hargens hat ein sympathisches Buch über die (gegenseitige) Erziehung von Eltern und Kindern geschrieben, ein Buch, in dem sich der Leser in typischen Erziehungssituationen wiederfinden kann. Alltagserfahrungen von Eltern und Kindern werden ausgeleuchtet, erklärt, gedeutet ... und immer wird deutlich, dass Eltern von Kindern ebensoviel lernen können wie umgekehrt.

Das Buch kann daher für Eltern ebenso empfohlen werden wie für professionelle Pädagogen und Berater, es eröffnet hilfreiche Wahrnehmungen von Erziehungserfahrungen.

Dabei steht die Originalität von (pädagogischen) Beziehungen stärker im Mittelpunkt als die Normierung von Verhaltensweisen." *Johannes Böhnke, Jugendhilfe Aktuell*

◆ 2002, 80 S., Format 11,5x18,5cm, fester Einband
ISBN 3-86145-253-7, **Bestell-Nr. 8326, € 9,60**